Über den Energiebedarf des Säuglings
in den ersten Lebensmonaten

Von

Dr. phil. et med. S. Samelson
Oberarzt der Universitätskinderklinik Straßburg i. E.

Mit 9 Textfiguren

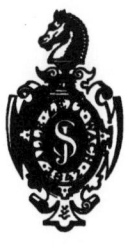

Springer-Verlag Berlin Heidelberg GmbH
1913

ISBN 978-3-662-22943-9   ISBN 978-3-662-24885-0 (eBook)
DOI 10.1007/978-3-662-24885-0

I.

So wenig es nach unseren heutigen Anschauungen möglich ist, Schemata für die Ernährung von Säuglingen aufzustellen, so sehr es dabei vielmehr auf die Berücksichtigung individueller Eigentümlichkeiten ankommt, so haben sich doch in der Praxis eine Anzahl von Regeln eingebürgert, die einen gewissen Anhalt für die Menge der wichtigsten Nahrungskomponente, der Milch, geben. So sagt z. B. die sogenannte Budinsche Zahl, daß ein künstlich genährter Säugling täglich etwa 10% seines Körpergewichtes an Kuhmilch erhalten soll, während Pfaundler die folgende Regel gibt: „Nimm den zehnten Teil des jeweiligen Körpergewichtes an Kuhmilch, füge den hundertsten Teil des jeweiligen Körpergewichtes an Kohlehydrat (doch nicht mehr als 50 g pro Tag) zu, bringe das Ganze mit Wasser auf 1 Liter, teile in 5 Mahlzeiten ab und reiche von jeder soviel als das Kind mit Lust trinkt. Als Kohlehydrat kann bei den jüngeren Kindern Milchzucker oder Soxhlets Nährzucker, bei den älteren Hafergrütze oder Hafermehl in Form von 2—3 proz. Schleim bzw. 3—4 proz. Mehlabkochung dienen."

Ähnliche Regeln von einem ganz anderen Gesichtspunkt ausgehend hat O. Heubner zu schaffen versucht, indem er dabei von einem von Wilhelm Camerer 1889 auf der Naturforscherversammlung in Heidelberg zuerst vorgetragenen Gedanken ausging. Camerer versuchte nämlich, die bis dahin nur für die Ernährung des Erwachsenen übliche Betrachtungsweise, die die Nahrungsmittel nicht nach ihrem Gehalt an Stoffen, sondern an Energie (Calorien) darstellt, auf die Säuglingsernährung zu übertragen. Er ist aber damit fast unbeachtet geblieben. Dagegen hat Heubner mit mehr Glück diesen Gedanken aufgegriffen und auf ihm basierend, ferner gestützt auf Experimentaluntersuchungen von Rubner und Heubner, die Lehre von der Energiebilanz des Säuglings geschaffen, die er in der folgenden Gleichung ausdrückt: „Die mit der Nahrung in den Körper eingeführte potentielle oder Kraftarbeit ist gleich der vom Körper geleisteten und der in ihm aufgespeicherten Arbeit." Als praktische Folge aus dieser Lehre hat dann Heubner versucht, eine bequeme Methode zur Berechnung der für einen Säugling von bestimmtem Gewicht zum Gedeihen nötigen Menge, sei es natürlicher oder künstlicher Nahrung, zu schaffen. Hierzu dient ihm eine von ihm „Energiequotient" genannte Größe, die den Bedarf an Nahrung auf ein Kilogramm Körpergewicht als Einheit bezogen, und zwar ausgedrückt in Calorien, darstellt und die nach seinen theoretischen und praktischen Überlegungen in den verschiedenen Perioden des Säuglingsalters und für natürliche Ernährung einerseits, für künstliche andererseits eine konstante sein soll. Mit Hilfe von calorimetrischen Untersuchungen von Rubner, die den durchschnittlichen Caloriengehalt der Frauenmilch und verschiedener zur künstlichen Ernährung benutzter Milchmischungen ermittelten, hat Heubner nun die Größe des Energiequotienten bei drei Kindern, nämlich bei dem Brustkind Feer II, bei einem von Finkelstein genau beobachteten, künstlich genährten Kinde und bei einer von Camerer beobachteten, gleichfalls künstlich genährten Frühgeburt berechnet und daraufhin die Werte 100 für das natürliche und 120 für das künstlich genährte Kind als Energiequotienten im ersten Vierteljahr aufgestellt.

Durch diese Zahlen soll der Energiebedarf des Säuglings dargestellt werden. Eine Überschreitung der angegebenen Werte sollte einen Körpersubstanzansatz nicht mehr ermöglichen. Bei wesentlichem Zurückbleiben des Energiequotienten unter der Normalzahl sollte auch die Erhaltung des Körpergewichts unmöglich werden und Einschmelzung von Körpersubstanz stattfinden. Andererseits sollte es möglich sein, mittels der angegebenen Zahlen die im einzelnen Falle notwendigen Nahrungsmengen mit Hilfe des für die einzelnen Nahrungskomponenten bekannten Caloriengehaltes zu berechnen.

Er dehnte die Verwendbarkeit der Methode auch auf kranke und rekonvaleszente Kinder aus, indem er besonderes Gewicht auf das Verhältnis zwischen Energiequotienten und Körpergewichtszunahme legte. Wo letztere trotz hohen Energiequotienten nicht eintrat, hielt er die Indikation für unmittelbar gegeben, die Nahrung zu wechseln.

Heute wird man wohl auch im Sinne Heubners nur mit großer Vorsicht bei der Regelung der Ernährung kranker und ernährungsgestörter Säuglinge den Energiequotienten allein zu Rate ziehen, seitdem wir in der Lage sind, wenigstens für eine Reihe von Fällen strikte Indikationen zu stellen, und andererseits erkannt haben, daß hier gerade in der richtigen Dosierung die Kunst des Arztes liegt, während schematisches Vorgehen die Kinder in neue Gefahr bringt, und oft genug die mittels der Heubnerschen Regel berechneten Nahrungsmengen für ein krankes Kind ein verderbliches Zuviel darstellen.

Wie steht es dagegen mit der Verwertbarkeit des Energiequotienten bei der Ernährung gesunder Säuglinge? Betrachten wir zunächst einmal die einschlägigen Verhältnisse beim künstlich ernährten Kind, so hat Beck in seiner Arbeit „Zur Energiebilanz des Säuglings" aus verschiedenen Beobachtungen einen Energiequotienten berechnet, der mit den von Heubner mitgeteilten Zahlen im großen und ganzen übereinstimmt. Andererseits hat Heubner selbst es bereits in seiner ersten Veröffentlichung als möglich bezeichnet, daß weitere Beobachtungen eine Modifikation der von ihm aufgestellten Zahl zur Folge haben würden. Tatsächlich entspricht schon ein zweiter von Heubner selbst in einer Fußnote zitierter Fall nicht seiner Forderung nach einem Energiequotienten von 120. Es handelt sich gleichfalls um ein von Finkelstein beobachtetes Kind, bei dem der Energiequotient während der ganzen Beobachtungsdauer niemals die Höhe von 120 erreichte, vielmehr im Durchschnitt während des ersten Vierteljahres 104, während des zweiten 103 und im dritten 99 betrug. Dabei entsprachen die Gewichtszunahmen dem obenerwähnten ersten Falle von Finkelstein, und die Entwicklung des Kindes erfolgte stetig und regelmäßig.

Weit größer ist der Gegensatz zwischen Heubners Forderung und den tatsächlich von Kindern aufgenommenen Nahrungs- und Calorienmengen bei mehreren gesunden, künstlich ernährten Kindern, die von Budin beobachtet wurden. Es handelt sich um drei Kinder, die frühzeitig abgestillt, mit unverdünnter, sterilisierter Kuhmilch aufgezogen wurden. Dabei wurden so geringe Mengen von Nahrung verbraucht, daß der Energiequotient nur in seltenen Ausnahmefällen die Zahl 100 erreichte, während die Durchschnittszahlen erheblich niedriger liegen. Ja, in einem Falle, und zwar gerade bei dem Kind, bei dem die Körpergewichtszunahme wenigstens während des ersten Vierteljahres die höchsten Werte erreichte, betrug die Energiezufuhr nie mehr als 70, im Durchschnitt etwa 65 Cal. pro Kilogramm und Tag, wie aus der Tabelle I hervorgeht:

Diese Beobachtungen verlieren jedoch stark an Wert dadurch, daß sie an poliklinischem Material angestellt sind.

In neuerer Zeit hat dann R. Weigert in zwei Arbeiten über die Bedeutung des Milchzuckerzusatzes zur Säuglingsnahrung eine Reihe von Kurven von in der Breslauer städtischen Milchküche beobachteten, künstlich genährten Kindern mitgeteilt, in denen der Energiequotient gleichfalls weit unter der von Heubner geforderten Größe liegt. Auch diesen Arbeiten kann freilich der Einwand, daß es sich um nicht sicher kontrollierbare poliklinische Beobachtungen handle, nicht erspart werden, worauf Schlossmann hingewiesen hat.

Tabelle I.

Lebens-woche	Körpergewicht Mitte der Woche	Pro Tag Durchschnitt Nahrung g	Calorien	Energie-quotient	
4.	3770	—	—	—	
5.	4050	400	268	66	
6.	4320	400	268	62	
7.	4500	400	268	60	Tägliche Gewichts-zunahme im Mittel = 29 g.
8.	4720	480	322	68	
9.	4880	480	322	66	
10.	5070	500	355	66	
11.	5220	500	335	64	
12.	5400	540	364	67	
13.	5600	540	364	65	

Zu ähnlichen Resultaten kommt M. Calvary in seiner Arbeit: „Über den Energiebedarf künstlich genährter junger Säuglinge" auf Grund von Beobachtungen, die er an vier im Breslauer städtischen Kinderhort beobachteten Kindern machte. Alle vier wurden künstlich ernährt, die zugeführten Nahrungsmengen sind bekannt; das Verhalten der Kinder während der ganzen Beobachtungszeit war anscheinend physiologisch, die Zunahme nahezu gleichmäßig.

Die folgende Tabelle gibt die wochenweise berechneten Zahlen für den Energiequotienten dieser Kinder wieder:

Tabelle II.

Lebens-woche	I	II	III	IV	Durch-schnitt
2.	35				35,0
3.	57				57,0
4.	56	52	60		56,0
5.	61	63	59	37	55,0
6.	59	62	70	49	58,0
7.	64	76	67	67	68,5
8.	61	88	72	66	71,8
9.	59	84	72	70	71,3
10.	58	82	81	69	72,5
11.		80	86	67	77,7
12.		78	86	65	76,3
13.		77		64	70,5
14.		75		63	69,0
15.		82		82	82,0
16.				81	81,0
17.				79	79,0

Betrachten wir diese Zahlen, so sehen wir, daß die Zahlen im dritten und vierten Monat mit den Budinschen Werten übereinstimmen, in den ersten beiden Monaten dagegen noch niedriger sind.

Des großen Interesses wegen, das diesen Fällen zukommt, sind hier die Gewichtskurve und nähere Angaben über Ernährung usw. für eins dieser Kinder beigegeben (Figur 1 und Tabelle III).

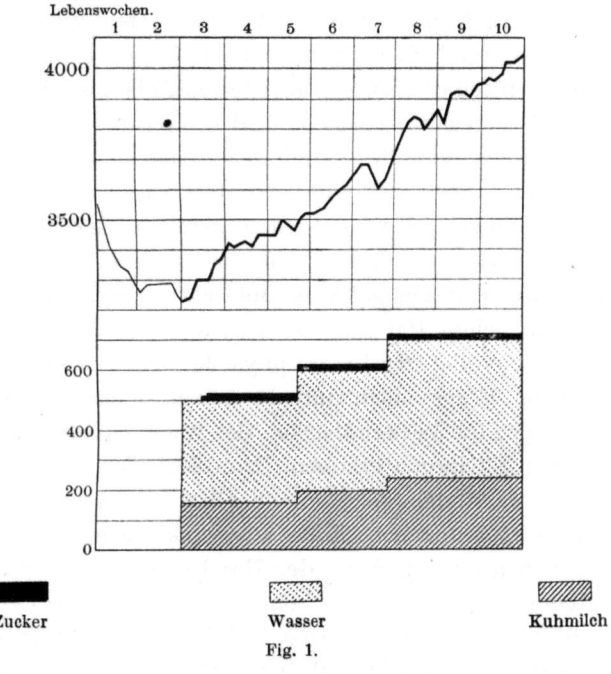

Fig. 1.

Tabelle III.

Alter in Wochen	Gewicht Ende der Woche	Zunahme	Nahrungsmenge				Calorien	Energiequotient
2	3250		500$^1/_3$	Milch + Wasser			113	35
3	3400	+150	500$^1/_3$	,,	,,	+ 20 g Zucker	193	57
4	3450	+ 50	500$^1/_3$	,,	,,	+ 20 g ,,	193	56
5	3520	+ 70	600$^1/_3$	,,	,,	+ 20 g ,,	214	61
6	3620	+100	600$^1/_3$	,,	,,	+ 20 g ,,	214	59
7	3680	+ 60	700$^1/_3$	,,	,,	+ 20 g ,,	234	64
8	3830	+150	700$^1/_3$	,,	,,	+ 20 g ,,	234	61
9	3940	+110	700$^1/_3$	,,	,,	+ 20 g ,,	234	59
10	4030	+ 90	700$^1/_3$	,,	,,	+ 20 g ,,	234	58

Es ist zu bedauern, daß von der Nahrung der Kinder keine Analysen oder calorimetrischen Bestimmungen vorliegen. Trotzdem können derartige Beobachtungen, die in ihrer Kraßheit allen bisherigen praktischen Erfahrungen widersprechen, nicht ganz übergangen werden.

Mehr Material als für das künstlich genährte Kind liegt für das Brustkind vor. Hier haben sich eine ganze Reihe von Autoren Heubner angeschlossen und durch neue Beobachtungen die Zahl 100 als Energiequotienten des natürlich genährten Kindes im ersten Vierteljahr zu stützen gesucht, während Schlossmann die Zahl 110 angibt. So konnte z. B. Beck in seiner oben schon zitierten Arbeit die Heubnerschen Zahlen durch Berechnung von 20 in der Literatur niedergelegten genauen Beobachtungen von Brustkindern stützen.

Ähnliche Beobachtungen stammen von Beuthner, Feer, Würtz und anderen. Sie ergeben im wesentlichen dieselben Resultate.

Andererseits ist nicht zu leugnen, daß auch hinsichtlich des Brustkindes die Heubnersche energetische Betrachtungsweise auf Widerstand gestoßen ist. Schon 1901 hat Gregor auf Grund seiner Untersuchungen über die völlig regellosen physiologischen Schwankungen des Fettgehaltes der Frauenmilch und damit zusammenhängend ihres Caloriengehaltes gegen die Verwendbarkeit des Energiequotienten in der Säuglingsernährung Einspruch erhoben. Ihm schließen sich Czerny-Keller in ihrem Handbuch an, die vor allem die Berechnung des Caloriengehalts der getrunkenen Milch aus willkürlichen Werten bemängeln. Sie glauben aber auch an der Hand einer Beobachtung aus der Breslauer Kinderklinik zeigen zu können, daß Heubners Angabe, daß ein Sinken des Energiequotienten auf 70 Calorien selbst beim Brustkind wenigstens in der ersten Hälfte des ersten Lebensjahres mit einer zweckentsprechenden Zunahme nicht mehr vereinbar ist, nicht stimmt. Bei dem Kinde Machill nämlich war die Nahrungsaufnahme von der 18. bis zur 28. Lebenswoche außerordentlich gering, so daß der Energiequotient in sechs aufeinanderfolgenden Wochen nicht mehr als 70 betrug. Trotz dieser geringen Nahrungsaufnahme betrug die Körpergewichtszunahme etwa 15 g pro Tag, also ebensoviel wie bei dem Kinde Feer II, das Heubner als Paradigma für die gesunden Brustkinder anführt, im gleichen Lebensalter. Ähnliche Angaben macht Siegert in seinem Vortrag „Der Nahrungsbedarf des Brustkindes im ersten Vierteljahr" von zwei von ihm beobachteten Brustkindern.

Der Einwand, der gegen diese und ähnliche Beobachtungen von der anderen Seite gemacht worden ist (siehe z. B. Langstein-Meyer,

„Säuglingsernährung und Säuglingsstoffwechsel", S. 37; ferner Reyher, O. und W. Heubner, Salge), daß weder chemische Zusammensetzung noch Brennwert der getrunkenen Milch bestimmt worden seien, und daß dieser ein höherer gewesen sei, als der Berechnung zugrunde gelegt wurde, trifft wahrscheinlich das Richtige. Man darf aber nicht vergessen, daß man denselben Einwand mit demselben Rechte den Berechnungen Heubners gegenüber machen kann. Sind doch diese tatsächlich auf im ganzen nur zwei von Rubner vorgenommenen calorimetrischen Bestimmungen der Frauenmilch, einer fettarmen und einer fettreichen, aus denen dann der Durchschnitt genommen wurde, begründet. Hier scheint mir überhaupt der springende Punkt der uns beschäftigenden Frage zu liegen. Alles, was wir bisher für und wider den Heubnerschen Energiequotienten angeführt haben, beruht auf Berechnung mit Hilfe von willkürlich angenommenen Werten für den Caloriengehalt der Frauenmilch. Die tatsächliche Entscheidung der Frage nach der Verwertbarkeit der Standardzahlen von 100 Calorien pro Kilogramm Körpergewicht für die Säuglingsernährung kann nur mit Hilfe von im speziellen Falle wirklich durch Analyse der verbrennbaren Nahrungsbestandteile oder calorimetrische Bestimmung des Brennwertes der Nahrung festgestellten Werten erfolgen.

Die wenigen diesen Gesichtspunkt berücksichtigenden Arbeiten, die bis vor kurzem vorlagen, beschäftigen sich nun nicht mit dem ganz jungen Säugling, für den die Entscheidung der Frage meiner Ansicht nach am wichtigsten wäre, sondern mit Kindern von mehreren Monaten.

Es sei hier zunächst kurz auf diese Arbeiten eingegangen.

Salge berichtet über gelegentliche, nicht fortlaufende und zu andern Zwecken ausgeführte calorimetrische Untersuchungen, die Heubners Zahl bestätigen.

Reyher fiel es bei der Ernährungsbeobachtung seines eigenen, völlig gesunden und sich völlig normal entwickelnden Kindes auf, daß die täglichen Nahrungsmengen desselben ziemlich beträchtlich hinter den gewöhnlich beobachteten zurückblieben, obgleich das Kind an Körpergewicht gut zunahm. Berechnete man nach der üblichen Methode unter Benutzung des bis dahin angenommenen durchschnittlichen Calorienwertes der Frauenmilch von 650 pro Liter den Energiequotienten, so lag dieser weit unter 100 und näherte sich sogar oft bedenklich der Zahl 70, die ja nach Heubner nur einer Erhaltungsdiät entspricht. Reyher suchte sich diesen Widerspruch durch die Annahme zu erklären, daß die Nahrung besonders konzentriert sei, mithin einen verhältnismäßig hohen Caloriengehalt habe. Zur Stütze dieser Annahme machte er eine Anzahl von Fett-, Eiweiß- und Zuckerbestimmungen in der nach besonderer Methodik gewonnenen Milch, und konnte damit den Caloriengehalt berechnen, der außerdem noch durch einige calorimetrische Bestimmungen kontrolliert wurde. Es ergab sich nun in der Tat, daß die Milch besonders fettreich war, so daß der Energiequotient die von Heubner geforderte Höhe hatte. Leider hat Reyher aber diese Analysen erst vom 115. Lactationstag an gemacht, und wenn er nun auf Grund dieser Analysen die gesamte Bilanz des Kindes vom 14. Lebenstage an berechnet, also für 3 Monate, in denen keine einzige exakte Bestimmung gemacht wurde, die Zahlen vom Ende des 4. und vom 5. Monat benutzt, so sind hier Irrtümer in Anbetracht der nicht gesetzmäßigen, daher völlig unberechenbaren Schwankungen des Fettgehaltes der Frauenmilch in den einzelnen Lactationsperioden nicht völlig ausgeschlossen. Während wir also die Reyherschen Zahlen ungefähr vom 115. Tage an anerkennen müssen, können wir in ihnen für die ersten drei Lebensmonate keine sichere Grundlage für die Richtigkeit des von Heubner geforderten Energiequotienten erblicken.

Diese Lücke hat nun W. Heubner in Gemeinschaft mit O. Heubner in der oben bereits erwähnten Arbeit auszufüllen gesucht. Von dem Verhalten des von ihnen beobachteten Kindes in den ersten 4 Lebenswochen, während welcher Zeit das Kind von der Mutter gestillt wurde, wird später ausführlich die Rede sein. Die während dieser Zeit gewonnenen Zahlen sind nicht als normal zu bezeichnen. Vom zweiten Monat an wurde ein Allaitement mixte eingeleitet. Der Energiequotient war im 2. Monat dauernd bedeutend höher als 120, ging erst am Ende des 3. Monats auf ca. 120 herunter, sank dann schnell auf 110 und hielt sich bis zum 6. Monat zwischen 100 und 110.

Bei Schlossmann handelt es sich um 2 kranke Säuglinge, die hier keine Berücksichtigung finden können.

Feer hat bei einem seiner Kinder den nach Analysen berechneten Energiewert der von der 33. bis 46. Woche verabreichten künstlichen Nahrung angegeben. Die gefundenen Werte für den Energiequotienten liegen zwischen 86 und 104. Der Durchschnitt beträgt ca. 95.

Zieht man das Fazit aus diesen Arbeiten, so ergibt sich, daß für das neugeborene gesunde und sich normal entwickelnde Kind, sowohl das natürlich als auch das künstlich genährte, einwandfreie, d. h. nicht mit willkürlichen Zahlen berechnete, sondern mit Hilfe des experimentell festgestellten Caloriengehaltes der Nahrung gemachte Beobachtungen über die Größe des Energiequotienten bis vor kurzem nicht existierten. Und doch ist die Frage von praktischer Bedeutung. Die Berechnung des Energiequotienten spielt an Kliniken und in der Praxis noch eine gewisse Rolle. Andererseits ist, wie O. und W. Heubner in ihrer oben zitierten Arbeit sagen, „das Bedürfnis durchaus anzuerkennen, durch immer neue, möglichst einwandfreie Beobachtungen das Tatsachenmaterial zu vergrößern, worauf sich die energetische Betrachtungsweise der Säuglingsernährung zu stützen hat."

Wenn derartige Beobachtungen bisher, wie wir gesehen haben, trotz der Wichtigkeit der Frage kaum vorlagen, so ist dies für denjenigen leicht verständlich, der weiß, welche Schwierigkeiten es macht, auf Säuglingsabteilungen das geeignete Material zu bekommen, die genaue zeitraubende Beobachtung über Wochen durchzuführen und Störungen der Beobachtung durch Eintreten von Infektionen usw. zu verhindern. Das ist überhaupt nur auf ganz modernen, tadellos funktionierenden Säuglingsstationen möglich.

Ich habe nun, zum Teil gemeinsam mit Irmgard Engel, Standardzahlen im gedachten Sinne zu ermitteln gesucht. Über diese Versuche soll hier im Zusammenhang berichtet und hieran eine Kritik der praktischen Verwertbarkeit des Energiequotienten geknüpft werden. Die Zahlen sind entsprechend den ersten Heubnerschen Mitteilungen an je einem gesunden, natürlich und künstlich genährten Säugling und an 2 Frühgeburten, für die noch besondere Bedingungen gelten, ermittelt. Außerdem wurde eine unten näher skizzierte Klasse von Brustkindern berücksichtigt, die von einem Teil der Autoren zu den gesunden Kindern gezählt werden, während sie tatsächlich als nicht normal zu bezeichnen sind.

II.

Es handelte sich also zunächst darum, bei je einem natürlich und einem künstlich genährten Säugling in den ersten Lebensmonaten nach der Geburt täglich Körpergewicht und Nahrungsmenge zu bestimmen und die in der Nahrung zugeführte Energiemenge mit Hilfe der chemischen quantitativen Analyse der in Betracht kommenden, im Körper verbrennbaren Bestandteile zu berechnen. Es erschien dabei von Interesse, zu dem Versuche zwei Kinder von möglichst gleichem Geburtsgewicht und gleicher Konstitution zu wählen, um bei etwa sich durch die verschiedene Ernährungsweise ergebenden Differenzen einen besseren Vergleich ziehen zu können. Ich war nun bei der Wahl der Kinder insofern vom Zufall begünstigt, als ich eine Amme mit Zwillingen in der Klinik aufnehmen konnte, die einander, abgesehen vom Geschlechtsunterschied, aufs äußerste ähnlich waren, die sich in gleichem Stadium der körperlichen Entwicklung befanden und daher auch gleiches Geburtsgewicht hatten. Für die ersten 10 Tage nach der Geburt, die die Kinder in der Frauenklinik zubrachten, fehlen leider die Angaben über die Nahrungsmengen, so interessant dies auch mit Rücksicht auf die neuerdings erfolgte Mitteilung von Langstein, Rott und Edelstein über den hohen Caloriengehalt des Colostrums gewesen wäre.

Vom 11. Tage an jedoch wurde nach der Übersiedlung in die Kinderklinik die genaue Bestimmung der Nahrungsmengen in der unten näher angegebenen Weise gemacht. Das eine Kind wurde von der Mutter weitergestillt, während das andere auf künstliche Nahrung gesetzt wurde. Beide Kinder haben sich dabei fast gleichmäßig gut entwickelt, wie aus den folgenden Daten hervorgeht.

Elsa und Ernst M., Zwillingskinder einer Drittgebärenden, ausgetragen, spontan geboren; die beiden ersten Kinder sind gesund. Mutter gesund. Geburtgewicht bei beiden 3300 g.

Elsa M. 11. Lebenstag, kräftiges, wohlgebildetes Kind mit allen Zeichen der Reife, schreit mit kräftiger Stimme. Haut intensiv gerötet, schuppend, kein Ikterus. Fleisch fest, Thorax und Bauch walzenförmig. Leber und Milz nicht fühlbar. Nabelstrang abgefallen. Länge 50 cm. Gewicht 3200 g. 17. Lebenstag Mastitis der Mutter, erhält daher etwas weniger Milch. 27. Lebenstag schläft dauernd, wacht nur zu den Mahlzeiten auf, trinkt gut, prächtige Farben, guter Turgor, Stühle salbenartig. 37. Lebenstag etwas Temperaturerhöhung, Coryza. 64. Lebenstag sehr guter Zustand. 71. Lebenstag: Gewicht 4820 g, Länge 57 cm. In ausgezeichnetem Zustand aus der Klinik entlassen.

Ernst M. 11. Lebenstag, kräftiges, gut entwickeltes Kind mit allen Zeichen der Reife, leichter Ikterus, Nabel gut versorgt, Mund sauber, Herztöne laut, Lungen frei, Leber und Milz nicht palpabel. Gewicht 3190 g; Länge 50 cm. 19. Lebenstag kein Ikterus mehr, Stuhl geregelt, sieht gut aus. 39. Lebenstag ausgezeichnete Entwicklung, von einem Brustkind nicht zu unterscheiden. 47. Lebenstag bisher in jeder Beziehung gut gediehen, heute dünne Stühle und etwas Wundsein, Ernährung fortgesetzt. 57. Lebenstag Stühle dauernd vermehrt, trotzdem nimmt das Kind, ohne daß an der Ernährung etwas geändert wird, weiter zu und sieht gut aus. 71. Lebenstag mit 4720 g in sehr gutem Zustand entlassen; Körperlänge 58 cm.

Wie aus diesen Angaben hervorgeht, ist also die Entwicklung der Kinder in den beiden ersten Monaten trotz der verschiedenartigen Ernährung als durchaus gleichsinnige zu bezeichnen. Der Hautturgor des künstlich genährten Kindes war etwas weniger gut als bei dem Brustkinde, dagegen war die Gewichtskurve bei beiden fast identisch.

Über Gewichts- und Nahrungsmengen orientieren die hier folgende Tabelle IV sowie die beigegebenen Kurven, auf denen die betreffenden Daten in der üblichen Weise verzeichnet sind (Fig. 2 u. 3).

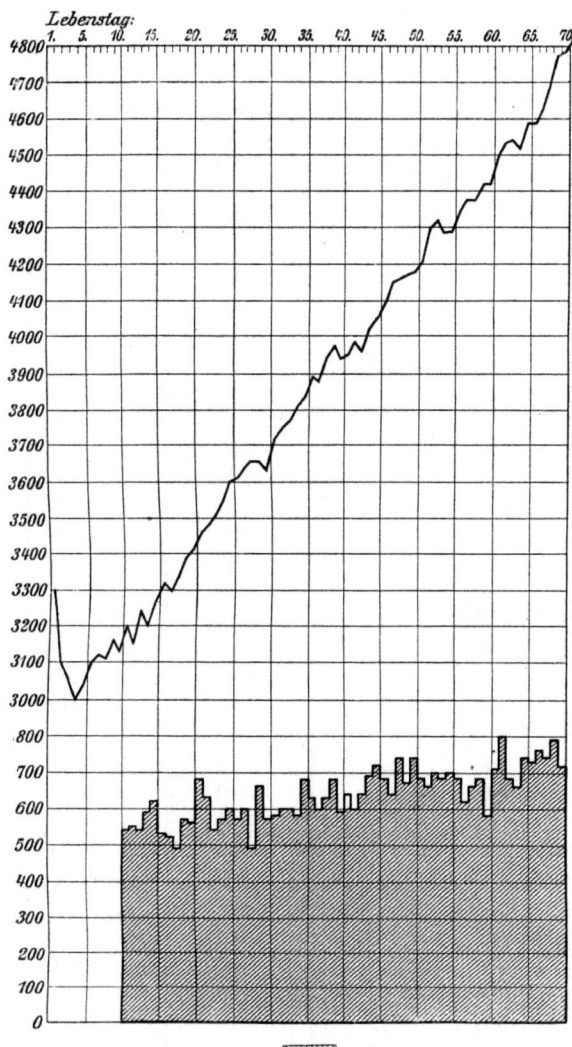

Fig. 2. Else M. ▨ Frauenmilch.

Tabelle IV.

			Brustkind		Künstlich genährtes Kind
Tag des Lebens	Versuchs-tag	Nahrungsmenge	Gewicht g	Nahrungs-menge	Gewicht g
1.			3300		3300
2.			3100		3200
3.			3060		3140
4.			3000		3040
5.			3040		3080
6.			3100		3150
7.			3120		3150
8.			3110		3150
9.			3160		3180
10.			3130		3160
11.	1.	540 g Muttermilch	3200	I:II 500	3190
12.	2.	550 „ „	3150	„ 625	3170
13.	3.	540 „ „	3240	„ 625	3170
14.	4.	590 „ „	3200	„ 625	3270
15.	5.	620 „ „	3270	„ 625	3320
16.	6.	530 „ „	3320	„ 625	3330
17.	7.	520 „ „	3300	„ 625	3350
18.	8.	490 „ „	3340	„ 730	3350
19.	9.	570 „ „	3390	„ 700	3400
20.	10.	560 „ „	3410	„ 700	3430
21.	11.	680 „ „	3460	„ 720	3440
22.	12.	630 „ „	3480	„ 750	3430
23.	13.	540 „ „	3510	„ 750	3480
24.	14.	570 „ „	3550	„ 750	3510
25.	15.	600 „ „	3600	„ 750	3530
26.	16.	570 „ „	3610	„ 800	3500
27.	17.	600 „ „	3630	„ 800	3590
28.	18.	490 „ „	3650	„ 800	3540
29.	19.	660 „ „	3650	„ 800	3610
30.	20.	570 „ „	3630	„ 870	3610
31.	21.	580 „ „	3720	I:I 700	3650
32.	22.	600 „ „	3750	„ 700	3660
33.	23.	600 „ „	3770	„ 840	3660
34.	24.	580 „ „	3810	„ 800	3750
35.	25.	680 „ „	3840	„ 800	3820
36.	26.	630 „ „	3890	„ 800	3810
37.	27.	600 „ „	3880	„ 800	3880
38.	28.	630 „ „	3940	„ 800	3920
39.	29.	680 „ „	3970	„ 800	3920
40.	30.	590 „ „	3940	„ 800	3950
41.	31.	640 „ „	3950	„ 800	3940

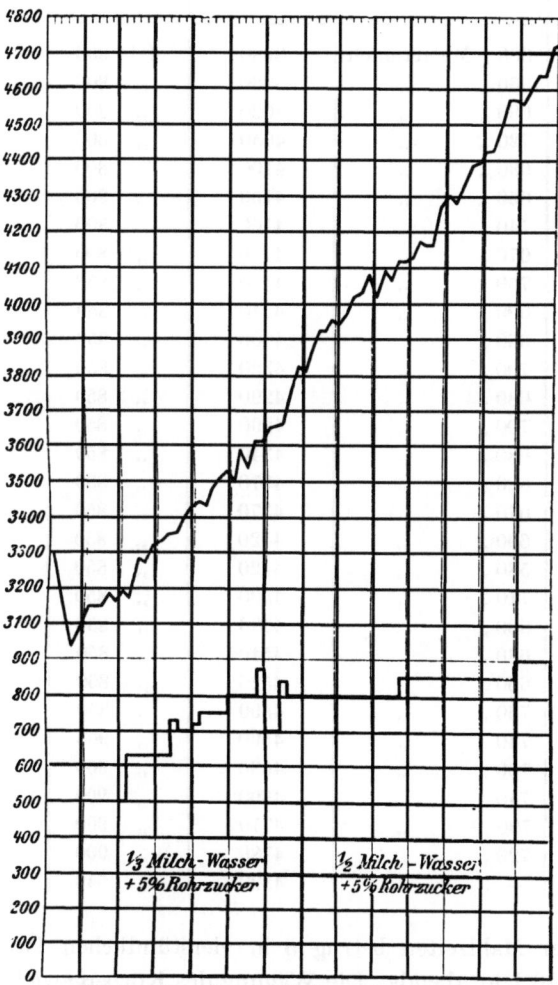
Fig. 3. Ernst M. Künstlich genährtes Kind.

Tabelle IV (Fortsetzung).

Tag des Lebens	Versuchs-tag	Nahrungsmenge		Gewicht g	Nahrungs-menge	Gewicht g
		Brustkind			Künstlich genährtes Kind	
42.	32.	600 g Muttermilch		3980	1:1 800	3970
43.	33.	650 „	„	3960	„ 800	4020
44.	34.	690 „	„	4020	„ 800	4030
45.	35.	720 „	„	4050	„ 800	4080
46.	36.	680 „	„	4100	„ 800	4020
47.	37.	650 „	„	4150	„ 800	4090
48.	38.	740 „	„	4160	„ 800	4060
49.	39.	670 „	„	4170	„ 800	4120
50.	40.	750 „	„	4180	„ 850	4120
51.	41.	690 „	„	4210	„ 850	4130
52.	42.	660 „	„	4300	„ 850	4170
53.	43.	700 „	„	4320	„ 850	4160
54.	44.	680 „	„	4290	„ 850	4160
55.	45.	700 „	„	4290	„ 850	4270
56.	46.	680 „	„	4340	„ 850	4300
57.	47.	620 „	„	4370	„ 850	4280
58.	48.	670 „	„	4370	„ 850	4330
59.	49.	690 „	„	4420	„ 850	4380
60.	50.	580 „	„	4420	„ 850	4390
61.	51.	710 „	„	4500	„ 850	4420
62.	52.	800 „	„	4530	„ 850	4420
63.	53.	680 „	„	4540	„ 850	4490
64.	54.	660 „	„	4520	„ 850	4570
65.	55.	750 „	„	4590	„ 850	4570
66.	56.	740 „	„	4590	„ 900	4560
67.	57.	760 „	„	4630	„ 900	4600
68.	58.	740 „	„	4690	„ 900	4640
69.	59.	790 „	„	4770	„ 900	4640
70.	60.	720 „	„	4780	„ 900	4720
71.	61.	— „	„	4820	„ 540	4730

Die Zahl der Mahlzeiten betrug 5 in vierstündlichen Pausen von 6 Uhr früh bis 10 Uhr abends. Die Wägung des Körpergewichts wurde früh vor der ersten Mahlzeit vorgenommen. Die Nahrungsmenge des Brustkindes wurde durch jedesmalige Wägung vor und nach dem Trinken, die des anderen Kindes in der üblichen Weise durch Messen im Meßzylinder festgestellt. Bei dem Brustkinde beziehen sich die angegebenen Nahrungsmengen auf die Zeit von 6 Uhr früh bis 10 Uhr abends, während bei dem anderen Kinde aus äußeren Gründen von mittags 2 Uhr bis zum nächsten Tage dieselbe Nahrung gegeben wurde.

Von der künstlichen Nahrung wurden täglich Fettdoppelbestimmungen nach der Gerberschen Methode gemacht, die bekanntlich durchaus zuverlässige Resultate liefert. Die Menge des zugesetzten Zuckers (Rohrzucker) war durch Wägung bekannt. Für den Milchzucker wurden nach gelegentlichen Bestimmungen 4,62%, für Eiweiß nach Kjeldahl 3,30% angenommen.

Ebenso wurde in der Frauenmilch täglich der Fettgehalt nach derselben Methode gleichfalls doppelt bestimmt. Zur Gewinnung der zur Analyse nötigen Milch wurde die von Reyher beschriebene Methode benutzt. Bekanntlich besteht die Schwierigkeit bei der Bestimmung des Fettgehaltes der vom Brustkind getrunkenen Milch darin, daß der Fettgehalt kein konstanter ist, sondern daß die Milch im Verlauf der Mahlzeit fettreicher wird. Analysen, die diesem Umstand nicht Rechnung tragen, sind daher völlig wertlos. Reyher und nach ihm Engel haben nun durch fraktionierte Milchuntersuchungen während einer Mahlzeit gezeigt, daß während einer normalen Brustmahlzeit der Fettgehalt der Milch gradlinig ansteigt. Daher kann man durch Mischung gleicher Anfangs- und Endproben ein zutreffendes Bild von der mittleren Beschaffenheit der Milch bei einer Brustentleerung, und dementsprechend durch weitere Mischung von der Tagesmenge erhalten. Es wurde also durch Saugen jedesmal innerhalb von 24 Stunden vor und nach jedem Anlegen des Kindes genau die gleiche Menge Milch (5 ccm) aus der Brust entleert und die Einzelportionen zu einer Mischmilch zusammengegossen, die nun der Analyse unterworfen wurde, und deren Fettgehalt dem der pro Tag vom Kind getrunkenen Milchmenge wirklich entspricht. Zur Gewinnung der Proben verwandte ich die von Reyher angegebene Milchpumpe, die mit einem bürettenartigen, bei 5 ccm mit einer Marke versehenen Ansatz versehen war, in den die Milch direkt hineinlief und aus dem sie durch das Öffnen des Hahnes entleert wurde.

Vom Milchzucker wurden in regelmäßigen Abständen Doppelbestimmungen gemacht, die, wie zu erwarten war, eine weitgehende Konstanz des Zuckergehaltes während der ganzen Untersuchungsperiode zeigten, so daß für die Berechnung das aus den Analysen gezogene Mittel von 7,0% zugrunde gelegt werden konnte. Die Bestimmung wurde nach Enteiweißung nach der Ritthausenschen Methode nach Soxhlet gemacht. 10 ccm Milch wurden mit 400 ccm Wasser verdünnt, 10 ccm Fehlingsche Kupfersulfatlösung und 3,9 ccm Normalkalilauge zugesetzt und auf 500 ccm aufgefüllt. Hierauf wurde von dem sich schnell absetzenden Niederschlag durch ein trockenes Filter abfiltriert. Vom Filtrat wurden 100 ccm mit 50 ccm Fehlingscher Lösung in einer Porzellanschale gemischt, bis zum Kochen erhitzt und dann 6 Minuten im Sieden erhalten. Das sich absetzende Kupferoxydul wurde mittels der Wasserstrahlluftpumpe durch ein mit Asbest beschicktes, vorher gewogenes Allihnsches Röhrchen abfiltriert, nacheinander mit heißem Wasser, Alkohol und Äther gewaschen, im Wasserstoffstrom zu metallischem Kupfer reduziert und als solches gewogen. Aus der Menge des Kupfers wurde dann mittels der Soxhletschen Tabelle der Milchzuckergehalt der Milch festgestellt.

Zur Feststellung des Caloriengehaltes wurden angenommen als Verbrennungswärme für 1 g Fett . . . . 9,3 Calorien
,, ,, 1 g Zucker . . . . 4,0 ,,
,, ,, 1 g Eiweiß . . . . 4,1 ,,

Ich gebe nunmehr in den folgenden Tabellen eine Übersicht der Analysen und des mit Hilfe der Analysen berechneten jeweiligen Caloriengehaltes der Nahrung.

Tabelle V.
Milchzucker der Frauenmilch.

Nr.	Spez. Gewicht	In 2 ccm Cu	Milchzucker Vol. = %	Milchzucker %	Mittel
1	1,035	0,1928	7,07	6,83	6.89
		0,1960	7,19	6,95	
2	1,033	0,1962	7,19	6,96	7,00
		0,1984	7,29	7,05	
3	1,032	0,1972	7,24	7,00	6,99
		0,1960	7,19	6,97	
4	1,032	0,1956	7,18	6,95	6,97
		0,1964	7,21	6,99	
5	1,032	0,1966	7,21	6,99	6,96
		0,1948	7,15	6,92	
6	1,031	0,1948	7,15	6,93	6,96
		0,1964	7,21	6,99	
7	1,031	0,2027	7,45	7,22	7,23
		0,2030	7,46	7,23	

Im Durchschnitt beträgt also der Milchzuckergehalt während der Versuchsperiode 7,00%.

Tabelle VI.
Brustkind.   Künstlich genährtes Kind.

Lebens-tag	Versuchs-tag	Fett %	Mittel %	Calorien-gehalt der Milch	Fett %	Mittel %	Calorien-gehalt der Nahrung
11.	1.	4,30 / 4,25	4,28	739	1,30 / 1,35	1,33	431
12.	2.	3,80 / 3,80	3,80	695	1,85 / 1,80	1,83	477
13.	3.	4,25 / 4,25	4,25	737	1,30 / 1,35	1,33	431
14.	4.	3,70 / 3,70	3,70	686	1,65 / 1,70	1,68	463
15.	5.	2,85 / 2,85	2,85	607	1,60 / 1,65	1,63	459
16.	6.	2,05 / 2,10	2,08	535	1,25 / 1,20	1,23	422
17.	7.	3,75 / 3,70	3,73	689	1,70 / 1,75	1,73	468
18.	8.	3,20 / 3,20	3,20	640	1,65 / 1,60	1,63	459
19.	9.	3,55 / 3,55	3,55	672	1,35 / 1,35	1,35	433
20.	10.	3,85 / 3,85	3,85	700	1,50 / 1,50	1,50	447
21.	11.	3,95 / 3,95	3,95	709	1,20 / 1,20	1,2	419
22.	12.	4,20 / 4,20	4,20	732	1,20 / 1,20	1,2	419
23.	13.	3,80 / 3,80	3,80	695	1,25 / 1,20	1,23	421
24.	14.	4,20 / 4,25	4,23	735	1,20 / 1,15	1,18	417
25.	15.	3,70 / 3,70	3,70	686	1,30 / 1,30	1,3	428
26.	16.	4,45 / 4,45	4,45	756	1,25 / 1,25	1,25	423
27.	17.	3,60 / 3,60	3,60	677	2,00 / 2,00	2,00	493
28.	18.	4,00 / 4,00	4,00	714	1,40 / 1,40	1,40	437
29.	19.	4,40 / 4,50	4,45	756	1,60 / 1,60	1,60	456
30.	20.	4,05 / 4,05	4,05	719	1,20 / 1,25	1,23	421
31.	21.	4,15 / 4,15	4,15	728	1,90 / 1,90	1,90	537

Tabelle VI. (Fortsetzung).

Lebens-tag	Ver-suchs-tag	Brustkind. Fett %	Mittel %	Calorien gehalt der Milch	Künstlich genährtes Kind. Fett %	Mittel %	Calorien-gehalt der Nahrung
32.	22.	3,90 / 3,90	3,90	705	2,10 / 2,10	2,10	555
33.	23.	4,25 / 4,20	4,23	726	2,60 / 2,60	2,60	602
34.	24.	4,65 / 4,65	4,65	775	2,05 / 2,00	2,03	549
35.	25.	3,65 / 3,65	3,65	681	1,95 / 1,90	1,92	539
36.	26.	4,05 / 4,05	4,05	719	1,95 / 1,95	1,95	541
37.	27.	3,50 / 3,45	3,48	666	1,90 / 1,90	1,90	537
38.	28.	3,80 / 3,80	3,80	695	2,50 / 2,50	2,50	592
39.	29.	3,00 / 3,00	3,00	621	1,80 / 1,80	1,80	527
40.	30.	3,70 / 3,65	3,68	684	1,85 / 1,85	1,85	531
41.	31.	3,50 / 3,50	3,50	667	1,85 / 1,85	1,85	531
42.	32.	3,15 / 3,15	3,15	635	2,00 / 2,00	2,00	546
43.	33.	2,90 / 2,95	2,93	615	1,90 / 1,90	1,90	537
44.	34.	3,40 / 3,45	3,43	661	1,95 / 1,95	1,95	541
45.	35.	4,15 / 4,15	4,15	728	1,85 / 1,85	1,85	531
46.	36.	3,95 / 3,95	3,95	709	2,00 / 2,05	2,03	549
47.	37.	3,60 / 3,60	3,60	677	1,85 / 1,90	1,88	535
48.	38.	3,15 / 3,20	3,18	638	1,90 / 2,00	1,95	541
49.	39.	3,15 / 3,15	3,15	635	2,00 / 2,00	2,00	546
50.	40.	3,75 / 3,75	3,75	691	1,75 / 1,75	1,75	523
51.	41.	3,60 / 3,60	3,60	677	1,70 / 1,70	1,70	518
52.	42.	3,60 / 3,60	3,60	677	1,85 / 1,85	1,85	531

Tabelle VI (Fortsetzung).
Brustkind.   Künstlich genährtes Kind.

Lebens-tag	Ver-suchs-tag	Fett %	Mittel %	Calorien-gehalt der Milch	Fett %	Mittel %	Calorien-gehalt der Nahrung
53.	43.	4,20 4,20	4,20	732	1,85 1,90	1,88	535
54.	44.	3,35 3,40	3,38	656	2,00 2,00	2,00	546
55.	45.	3,50 3,50	3,50	667	1,75 1,75	1,75	523
56.	46.	3,90 3,90	3,90	705	1,90 1,85	1,88	535
57.	47.	3,75 3,75	3,75	691	1,80 1,75	1,78	525
58.	48.	3,40 3,45	3,43	661	1,90 1,90	1,90	537
59.	49.	4,00 4,00	4,00	714	1,80 1,80	1,80	527
60.	50.	4,25 4,20	4,23	735	1,75 1,85	1,80	527
61.	51.	4,10 4,10	4,10	723	2,15 2,15	2,15	560
62.	52.	4,05 4,10	4,08	722	1,95 1,95	1,95	542
63.	53.	4,20 4,15	4,18	731	1,90 1,90	1,90	537
64.	54.	4,40 4,40	4,40	751	2,05 2,05	2,05	551
65.	55.	4,20 4,20	4,20	732	2,20 2,20	2,20	565
66.	56.	3,55 3,60	3,58	675	1,75 1,75	1,75	523
67.	57.	4,75 4,85	4,80	789	1,90 1,90	1,90	537
68.	58.	4,85 4,90	4,88	796	1,90 1,90	1,90	537
69.	59.	2,95 2,95	2,95	616	1,95 2,05	2,00	546
70.	60.	3,80 3,75	3,78	694	1,90 1,90	1,90	537

Berechnet man nun mit Hilfe der hier mitgeteilten Werte die von den beiden Kindern in der Versuchszeit pro Tag aufgenommenen Calorienmengen und die zugehörigen Energiequotienten, so kommt man zu Zahlen, die in den beiden folgenden Tabellen festgelegt sind.

Tabelle VII.
Elsa M. (Brustkind).

Lebens-tag	Versuchstag	Gewicht	Milchmenge	Calorienmenge	Energiequotient	Gewichts-zunahme
11.	1.	3200	540	399	125	—
12.	2.	3150	550	382	122	—50
13.	3.	3220	540	398	124	70
14.	4.	3200	590	405	126	—20
15.	5.	3270	620	376	115	70
16.	6.	3320	530	284	85	50
17.	7.	3300	520	358	108	-20
18.	8.	3340	490	314	94	40
19.	9.	3400	570	383	113	60
20.	10.	3410	560	392	115	10
21.	11.	3460	680	482	139	50
22.	12.	3480	630	461	132	20
23.	13.	3510	540	375	107	30
24.	14.	3550	570	419	118	40
25.	15.	3600	600	413	113	50
26.	16.	3610	570	431	119	10
27.	17.	3630	600	406	110	20
28.	18.	3650	490	350	96	20
29.	19.	3650	660	499	137	0
30.	20.	3630	570	410	113	—20
31.	21.	3720	580	422	114	90
32.	22.	3750	600	423	113	30
33.	23.	3770	600	436	115	20
34.	24.	3810	580	449	118	40
35.	25.	3840	680	463	121	30
36.	26.	3890	630	453	116	50
37.	27.	3880	600	400	103	—10
38.	28.	3940	630	438	111	50
39.	29.	3970	680	422	106	30
40.	30.	3940	590	404	103	—30
41.	31.	3950	640	427	108	10
42.	32.	3980	600	381	96	30
43.	33.	3960	650	400	101	—20
44.	34.	4020	690	456	113	60
45.	35.	4050	720	524	129	30
46.	36.	4100	680	482	118	50
47.	37.	4150	650	440	106	50
48.	38.	4160	740	472	113	10
49.	39.	4170	670	425	102	10
50.	40.	4180	750	518	124	10
51.	41.	4210	690	467	111	30
52.	42.	4300	660	447	104	70

Tabelle VII (Fortsetzung).

Lebens-tag	Versuchstag	Gewicht	Milchmenge	Calorienmenge	Energiequotient	Gewichts-zunahme
53.	43.	4320	700	512	118	20
54.	44.	4290	680	446	104	—30
55.	45.	4290	700	467	108	0
56.	46.	4340	680	479	110	50
57.	47.	4370	620	428	98	30
58.	48.	4370	670	443	101	0
59.	49.	4420	690	492	111	50
60.	50.	4420	580	426	96	0
61.	51.	4500	710	513	114	80
62.	52.	4530	800	578	127	30
63.	53.	4540	680	497	109	10
64.	54.	4520	660	496	110	20
65.	55.	4590	750	549	120	70
66.	56.	4590	740	499	109	0
67.	57.	4630	760	599	129	40
68.	58.	4690	740	589	125	60
69.	59.	4770	790	487	102	80
70.	60.	4780	720	500	104	10
71.	61.	4820				40

Tabelle VIII.
Ernst M. (künstlich genährtes Kind).

Lebens-tag	Versuchstag	Gewicht	Nahrungs-mengen	Calorienmenge	Energiequotient	Gewichts-zunahme
11.	1.	3190	500	216	67	—
12.	2.	3170	625	298	94	—20
13.	3.	3280	625	270	82	110
14.	4.	3270	625	289	89	—10
15.	5.	3320	625	287	86	50
16.	6.	3330	625	264	79	10
17.	7.	3350	625	293	87	20
18.	8.	3350	730	335	100	0
19.	9.	3400	700	303	89	50
20.	10.	3430	700	313	91	30
21.	11.	3440	720	302	88	10
22.	12.	3430	750	314	91	—10
23.	13.	3480	750	316	91	50
24.	14.	3510	750	313	89	30
25.	15.	3530	750	321	89	20
26.	16.	3500	800	338	94	—30
27.	17.	3590	800	394	109	90
28.	18.	3450	800	350	98	—50

Tabelle VIII (Fortsetzung).

Lebenstag	Versuchstag	Gewicht	Nahrungs-mengen	Calorienmenge	Energiequotient	Gewichts-zunahme
29.	19.	3610	800	365	101	70
30.	20.	3610	870	366	101	0
31.	21.	3650	700	376	103	40
32.	22.	3660	700	389	106	10
33.	23.	3660	840	506	138	0
34.	24.	3750	800	439	117	90
35.	25.	3820	800	431	113	70
36.	26.	3810	800	432	114	—10
37.	27.	3880	800	430	110	70
38.	28.	3920	800	474	120	40
39.	29.	3920	800	422	108	0
40.	30.	3950	800	425	108	30
41.	31.	3940	800	425	108	—10
42.	32.	3970	800	437	110	30
43.	33.	4020	800	428	106	50
44.	34.	4030	800	432	107	10
45.	35.	4080	800	425	104	50
46.	36.	4020	800	439	109	—60
47.	37.	4090	800	428	104	70
48.	38.	4060	800	432	106	—30
49.	39.	4120	800	437	103	60
50.	40.	4120	830	434	105	60
51.	41.	4130	850	440	107	10
52.	42.	4170	850	451	108	40
53.	43.	4160	850	455	109	—10
54.	44.	4160	850	464	112	0
55.	45.	4270	850	444	104	110
56.	46.	4300	850	455	106	30
57.	47.	4280	850	446	104	—20
58.	48.	4330	850	456	104	50
59.	49.	4380	850	448	102	50
60.	50.	4390	850	448	102	10
61.	51.	4420	850	476	108	30
62.	52.	4420	850	461	104	0
63.	53.	4490	850	456	101	70
64.	54.	4570	850	459	100	80
65.	55.	4570	850	480	105	0
66.	56.	4560	900	471	103	—10
67.	57.	4600	900	483	105	40
68.	58.	4640	900	483	103	40
69.	59.	4640	900	491	106	0
70.	60.	4720	900	483	102	80
		4730				10

Schreitet man nun zur Würdigung der gewonnenen Ergebnisse, so zeigt sich, daß die von Heubner in seiner ersten Veröffentlichung normierte Größe des Energiequotienten von 100 in unserem Falle beim Brustkind dauernd überschritten wird. Heubner hatte es ja selbst als möglich bezeichnet, daß weitere Beobachtungen eine Modifikation der von ihm aufgestellten Zahlen zur Folge haben würde und später die Zahl auf Grund der Beobachtung seines Enkelkindes Gerda Heubner anders normiert. Aber diese Beobachtung ist nicht einwandsfrei, da das Kind während der Zeit der reinen Brustmilchernährung nicht zugenommen hat. Gegen die hierfür von O. und W. Heubner gegebene Erklärung, daß der Wassergehalt der zugeführten Nahrung ein zu geringer gewesen sei, sprechen verschiedene stichhaltige Gründe, die weiter unten eingehender besprochen werden sollen.

Aus der Beobachtung an dem Brustkind geht nun mit Sicherheit hervor, daß die von Heubner angenommene Zahl von 100 für den Energiequotienten des Brustkindes in den ersten Lebensmonaten zu niedrig ist. Dabei ist aber zu bemerken, daß das Kind seinen Nahrungsbedarf überschritten hat. Das zeigt der Vergleich mit dem anderen, künstlich genährten Kinde, das, wie oben gezeigt wurde, gut vergleichbar ist und das sich trotz einer geringeren Energiezufuhr genau in derselben Weise entwickelt hat. Es geht daraus hervor, daß das Brustkind Luxuskonsumption getrieben hat, die jedoch bei der großen Toleranzbreite für Frauenmilch unbedenklich ist. Damit erweist sich aber die praktische Bedeutung des Energiequotienten für die Bestimmung der Nahrungsmengen beim Brustkind als eine recht geringe. Sie ist von Wert wohl nur bei den Fällen der an der Mutterbrust genährten Frühgeburten, denen nach den Untersuchungen von Birk ja unter Umständen die Nahrungsmenge beschränkt werden muß.

Was das zweite Kind anbelangt, so scheinen unsere Ergebnisse recht bemerkenswert zu sein. Sie zeigen, daß Heubners Annahme, daß der Energiebedarf des künstlich genährten Kindes größer sei als der des Brustkindes, nicht zu recht besteht und daß vielmehr Czerny und Keller recht haben, wenn sie sagen, „der Energiebedarf des gesunden Kindes ist bei Ernährung mit Kuhmilch nicht größer als bei Ernährung an der Brust".

Am interessantesten ist bei dem zweiten Kinde die erste Periode mit ihren auffallend niedrigen Zahlen, die sich fast den von Budin und den von Calvary berechneten Zahlen nähern. Aber auch später ist der Energiequotient fast durchgängig niedriger, nie höher als der des Brustkindes und seine Größe entspricht vielmehr dem des von Heubner erwähnten, von Finkelstein beobachteten zweiten Kindes, dessen Energiequotient im Durchschnitt während des ersten Vierteljahres 104 betrug.

Während ich, wie gesagt, für das Brustkind eine praktische Bedeutung der Berechnung des Energiequotienten ablehne, kann ich aus meinen Zahlen den Schluß ziehen, daß für das künstlich genährte Kind die Verwertung des Energiequotienten zur Bestimmung der Nahrungsmenge gelegentlich von Nutzen sein kann[1]). Denn hier gilt es ja vor Überfütterung zu schützen, die weit ernstere Folgen haben könnte als beim Brustkind. Ich befinde mich hier auf Grund experimentell gewonnener Zahlen in Übereinstimmung mit Finkelstein, wenn er auf Grund seiner klinischen Beobachtungen sagt: ,,Für den praktischen Gebrauch wird man ruhig auch beim künstlich genährten Kinde den geringeren Wert ansetzen dürfen und wird das um so eher tun, als eine möglichst knappe Bemessung die besseren Aussichten auf Fernhaltung von Störungen gibt. Die gestellte Aufgabe wird somit gelöst werden, wenn in der Ersatznahrung so viel Energie dargereicht wird, wie ein Brustkind der gleichen Entwicklungsstufe benötigt."

III.

Was nun die frühgeborenen Kinder anlangt, so wurde schon oben angedeutet, daß gerade hier die Frage nach der Größe des Energiequotienten praktische Bedeutung gewinnen kann, da diesen Kindern nach den erwähnten Untersuchungen von Birk oft die Frauenmilch zugemessen werden muß, weil sie sich selbst überlassen zu große, ihrem Gedeihen hinderliche Mengen trinken. Natürlich mußte man für Frühgeburten einen entsprechend höheren Energiequotienten annehmen. Ich finde darüber im Langstein-Meyer die Angabe, daß er ,,um 20—30 höher liegt als für das normale Kind (120—130 Calorien pro Kilogramm Körpergewicht anstatt 100)", und Salge verlangt sogar 130—150 Calorien pro Kilogramm Körpergewicht.

Tatsächliche Unterlagen bieten Zahlen, die ich in einer früheren Arbeit an 2 Frühgeburten gewonnen habe und die hier nochmals kurz angeführt seien.

---

[1]) Dabei muß aber doch wohl gefordert werden, daß der Berechnung nicht eine willkürliche Zahl zugrunde gelegt wird, sondern daß wenigstens der Fettgehalt der Milch bestimmt wird, der ja in weitgehender Weise den Caloriengehalt beeinflußt.

Bei beiden Kindern war durch eine längere Vorperiode festgestellt, daß sie sich in der für „Anstaltskinder" normalen Weise entwickelten und eine wenn auch langsame, so doch stetige Gewichtszunahme zeigten. Ich gebe zunächst über die beiden Kinder folgende Daten:

I. Heinrich K., zweites uneheliches Kind einer gesunden Mutter. Das erste Kind ist im Alter von 5 Monaten an alimentärer Intoxikation gestorben. Sturzgeburt im 7.—8. Monat. Tief asphyktisch. Geburtsgewicht 1250 g. Erste Atmung erfolgte auf thermische und mechanische Hautreize erst nach 8 Minuten. Bekam alle Stunde, auch nachts, 2 Teelöffel Frauenmilch. Am 4. Tage leichter Icterus. Am 8. Tage in die Kinderklinik aufgenommen: ruhiges, schwächliches Kind von gelbroter Hautfarbe, 31 cm Länge, 26 cm Kopfumfang, 1200 g Gewicht, Wollhaare vorhanden. Nägel die Fingerkuppen nicht überragend. Kopfknochen hart. Fontanelle schmal. Ernährung: Frauenmilch aus der Flasche in 7 Portionen. Nach wenigen Tagen langsamer, aber stetiger Gewichtsanstieg, nur unterbrochen vom 48.—58. Lebenstag, wo das Kind eine leichte Bronchitis hatte. Bis auf gelegentliches Ausschütten und leicht vermehrte Stühle völlig normale Entwicklung.

II. Paul N., unehelich, erstes Kind im 7. Monat. Eltern gesund. Nicht gestillt. Bekam $1/2$ l Milchzuckerwasser alle 3 Stunden, ca. $1/4$ l Milch täglich. Stuhl fast in jede Windel. Aufnahme am 18. 12. 10. Ruhiges Kind, Gesichtsfarbe graurötlich. Fettpolster sehr gering. Turgor schlecht. Stirnbein etwas eingesunken, links eitrige Conjunctivitis. Zunge und Rachen gerötet. Muskulatur mäßig gespannt. Herztöne gut hörbar, 100 pro Minute. Puls fühlbar. Lungen ohne Besonderheiten. Bauchdecken ziemlich gut gespannt. Wund am Gesäß. Gewicht 1300 g. Bei achtmal Frauenmilch täglich schnelle Erholung. Schon nach 8 Tagen beginnt ein regelmäßiger Gewichtsanstieg. Körperliche Entwicklung normal.

Die Ernährung geschah während der etwa zweimonatlichen Versuchsdauer mit abgedrückter Frauenmilch, die den Kindern in sieben resp. acht Portionen innerhalb von 24 Stunden gereicht wurde.

Die Milch war eine Mischmilch von zwei Ammen, die zunächst in eintägigen, später zweitägigen Intervallen angesammelt und der besseren Haltbarkeit wegen gekocht wurde, was auch schon in der Vorperiode geschehen war. Die voraussichtlich notwendige Menge wurde dann für 1 resp. 2 Tage in Portionen geteilt, die Menge der einzelnen Portionen nach Kubikzentimetern festgestellt und nach dem Trinken die eventuell nicht verbrauchte Menge zurückgemessen. Gleichzeitig mit der Verteilung auf die einzelnen Portionen wurde eine Probe zur quantitativen Analyse entnommen.

Die entsprechenden Zahlen sind aus den folgenden Tabellen zu entnehmen.

Tabelle IX. (Heinrich K.)

Lebens-tag	Beob-achtungs-tag	Gewicht in g	Milchmenge in ccm	Calorien-menge (C)	Energie-quotient	Bemerkungen
87	1	2000	420	302	151	
88	2	1990	417	294	148	
89	3	2000	420	304	152	
90	4	2010	418	300	149	
91	5	2040	420	281	138	
92	6	2040	420	281	138	
93	7	2020	420	304	150	
94	8	2030	420	304	150	
95	9	2050	420	295	144	
96	10	2070	420	295	142	
97	11	2080	420	293	141	
98	12	2100	420	293	140	
99	13	2100	200	136	65	Dyspepsie
101	14	2090	360	244	117	
102	15	2100	420	290	138	
103	16	2120	420	290	137	
104	17	2110	400	276	131	
105	18	2120	400	276	130	
106	19	2130	400	294	138	
107	20	2140	400	294	137	
108	21	2150	400	287	133	
109	22	2190	400	287	131	
110	23	2230	400	259	116	
111	24	2170	400	259	119	Bronchitis
112	25	2170	450	319	147	,,
113	26	2190	450	319	146	,,
114	27	2180	450	341	156	,,
115	28	2200	450	341	155	,,
116	29	2220	370	256	116	,,
117	30	2220	370	256	116	,,
118	31	2210	380	268	121	
119	32	2220	380	268	121	
120	33	2220	380	277	125	
121	34	2250	378	276	122	
122	35	2260	380	306	135	
123	36	2270	380	306	135	
124	37	2260	379	290	128	
125	38	2290	374	287	125	
126	39	2340	373	290	127	
127	40	2310	380	295	126	
128	41	2340	374	258	112	
129	42		380	262	112	

Tabelle IX (Fortsetzung).

Lebens-tag	Beob-achtungs-tag	Gewicht in g	Milchmenge in ccm	Calorien-menge (C)	Energie-quotient	Bemerkungen
130	43	2340	400	255	109	
131	44	2400	400	255	107	
132	45	2390	400	235	98	
133	46	2450	400	235	96	
134	47	2360	400	295	125	
135	48	2390	400	295	124	
136	49	2400	420	301	125	
137	50	2400	420	301	125	
138	51	2420	420	325	134	
139	52	2430	420	325	134	
140	53	2450	420	325	133	
141	54	2460	420	325	132	
142	55	2490	420	274	110	
143	56	2490	420	274	110	
144	57	2500	420	328	131	
145	58	2520	420	328	130	
146	59	2490	420	309	124	
147	60	2510	420	309	123	
148	61	2550				Beginnende Abstillung

Tabelle X. (Paul N.)

Lebens-tag	Beob-achtungs-tag	Gewicht in g	Milchmenge in ccm	Calorien-menge (C)	Energie-quotient	Bemerkungen
50	1	1550	240	172	111	
51	2	1560	240	170	109	
52	3	1540	270	196	127	
53	4	1530	300	215	140	?
54	5	1600	300	201	125	
55	6	1610	299	200	124	
56	7	1640	287	208	127	
57	8	1640	293	212	129	
58	9	1680	300	211	125	
59	10	1690	300	211	124	
60	11	1670	300	209	125	
61	12	1700	295	206	121	
62	13	1720	299	203	118	
63	14	1730	300	204	118	
64	15	1730	300	207	119	
65	16	1770	300	207	117	
66	17	1798	300	207	115	
67	18	1800	300	207	115	
68	19	1830	300	221	120	

Tabelle X (Fortsetzung).

Lebens-tag	Beob-achtungs-tag	Gewicht in g	Milchmenge in ccm	Calorien-menge (C)	Energie-quotient	Bemerkungen
69	20	1830	300	221	120	
70	21	1830	300	215	117	
71	22	1860	300	215	115	
72	23	1870	300	196	105	
73	24	1860	300	196	106	
74	25	1840	350	248	135	
75	26	1850	350	248	134	
76	27	1860	350	265	143	
77	28	1880	350	265	141	
78	29	1890				
79—89	30—40					Anderweitiger Versuch mit Gewichtsstillstand
90	41	1900	350	241	127	
91	42	1910	350	241	126	
92	43	1920	350	223	116	
93	44	1960	350	223	114	
94	45	1990	350	206	103	
95	46	1970	370	218	110	
96	47	1990	370	272	137	
97	48	1990	370	272	137	
98	49	2000	370	265	133	
99	50	2030	370	265	130	
100	51	2050	370	286	139	
101	52	2040	370	286	140	
102	53	2070	370	286	138	
103	54	2100	370	286	136	
104	55	2110	370	242	115	
105	56	2110	370	242	115	
106	57	2120	370	289	136	
107	58	2140	370	289	135	
108	59	2160	370	272	126	
109	60	2190	370	272	124	
110	61	2180	370	266	122	
111	62	2210	370	266	121	
112	63	2230	370	255	114	
113	64	2210	370	255	115	
114	65	2200	370	282	130	
115	66	2250	370	282	125	
116	67	2230	400	325	145	
117	68	2280				

Betrachten wir nun diese Zahlen, so sehen wir bei beiden Kindern bis zum 23. Tage ein langsames, aber sicheres Ansteigen des Gewichtes, im Durchschnitt bei Heinrich K. um 10, bei Paul N. um 13 g täglich, als Beweis dafür, daß die Nahrungsmengen ungefähr richtig getroffen waren. Vom 23. Tag an zeigen beide Kinder Gewichtsstillstand, das eine wegen einer leichten Infektion der Bronchien, das andere weil offenbar das Nahrungsminimum, bei dem noch Zuwachs möglich war, unterschritten war, zumal gerade in diesen Tagen die Milch schon an sich calorienarm war. Nach einer daraufhin vorgenommenen Steigerung trat sofort wieder Gewichtsanstieg ein. Wir können also für das Kind N. die Zahl 115 als unterste Grenze des Energiequotienten bezeichnen.

Vergleichen wir die Größe der Energiequotienten bei beiden Kindern, so fällt auf, daß dieselben bei dem kleineren Kinde, bei dem man der relativ größeren Oberfläche wegen höhere Zahlen erwarten sollte, tatsächlich kleiner sind als bei dem größeren und älteren Kinde. Dies ist wohl dadurch zu erklären, daß Kind K. etwas zu große Nahrungsmengen bekommen hat, womit auch die stets etwas vermehrte Anzahl der Stühle erklärt wäre. Tatsächlich zeigte das Kind nach Überstehung der Infektion in der zweiten Hälfte der Beobachtungszeit bei einem absichtlich geringer gehaltenen Energiequotienten dieselbe Zunahme wie vorher bei höherem Energiequotienten.

Bei Kind N. wurde die Beobachtung durch einen andersartigen Versuch, der mit Gewichtsstillstand einherging, unterbrochen. Nach Wiederaufnahme der Beobachtung bestätigte die weitere Entwicklung die Resultate der ersten Wochen.

Aus den an den beiden Kindern angestellten Beobachtungen geht hervor, daß der Energiequotient bei Frühgeburten in ziemlich weiten Grenzen schwankt, so daß es vielleicht zu empfehlen wäre, an Stelle der bisherigen Angaben die Zahlen 115—140 zu setzen. Mit diesen Zahlen wird man also bei der Bestimmung der einer Frühgeburt anzubietenden Nahrungsmenge zu rechnen haben. Wenn man dann noch auch hier durch gelegentliche Analysen der Milch (im Notfall genügen Fettbestimmungen) sich davon überzeugt, daß man es nicht etwa mit einer abnorm calorienreichen oder -armen Milch zu tun hat, so wird die Berechnung mit Hilfe des Heubnerschen Energiequotienten dem Praktiker ganz brauchbare Anhaltspunkte bei der Bestimmung der für Frühgeburten nötigen Frauenmilchmengen liefern.

IV.

Es bleibt nun noch das Verhalten einer gewissen Sorte nicht gedeihender junger Brustkinder mit Bezug auf den Energiebedarf zu untersuchen, weil sie von manchen Seiten zu den gesunden Kindern gezählt werden.

Während im allgemeinen die in tausendfältiger Erfahrung gewonnene Ansicht, daß es gelingt, bei Neugeborenen mit der idealen Nahrung, der Frauenmilch, einen sicheren Ernährungserfolg zu erzielen, ihre Gültigkeit hat, ist den Kinderärzten schon seit längerer Zeit eine nicht geringe Zahl von Kindern bekannt, bei denen trotz Ernährung an der Brust der gewohnte Gewichtsansatz nicht erfolgt. Betrachtet man diese Gruppe von Neugeborenen genauer, so wird man dieselbe leicht in verschiedene Klassen einteilen können. Zunächst gehören hierher diejenigen Kinder, die mit einer Infektion geboren werden oder eine solche in den ersten Tagen des Lebens aquirieren. Hier spielt eine besonders große Rolle die angeborene Syphilis, und zwar namentlich diejenige Form, die in den ersten Wochen keine klinischen Erscheinungen macht. Derartig infizierte Kinder bleiben oft wochenlang trotz richtiger Ernährung an der Brust bei ihrem Anfangsgewicht stehen, bis die zutagetretenden Erscheinungen der Lues oder eine sonstwie ermöglichte Diagnose derselben die Erklärung für den bis dahin scheinbar rätselhaften Verlauf der Gewichtskurve bringt, womit dann zugleich die Möglichkeit gegeben ist, durch zweckentsprechende Bekämpfung der Infektion auch auf das Körpergewicht des Kindes einen Einfluß auszuüben. Einen derartigen Fall illustriert die folgende Kurve 4.

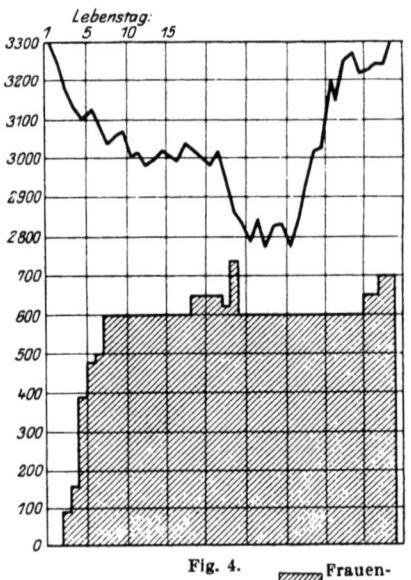

Fig. 4. Frauenmilch

Was für die kongenitale Lues gilt, das kommt selbstverständlich ebenso für die Sepsis der Neugeborenen und andere Infektionen in Betracht. Ein zweiter Grund für mangelhafte Zunahme des neugeborenen Kindes liegt in der ungenügenden Ergiebigkeit der mütterlichen Brust, d. h. wenn die dem Kinde zugeführte Nahrungsmenge rein calorisch betrachtet, nicht ausreicht, um einen Ansatz zu ermöglichen, so werden die Kinder höchstens ihr Gewicht erhalten, in manchen Fällen aber sogar ihre Körpersubstanz einschmelzen und Gewichtsverluste zeigen. Gelingt es, die Sekretion der mütterlichen Brust stärker in Gang zu bringen oder ersetzt man das Fehlende durch künstliche Nahrung, so kehrt die Gewichtskurve bald zur Norm zurück. Als Beispiel hierfür diene die beigegebene Kurve 5.

Andererseits kann auch Überfütterung mit Muttermilch die Gewichtskurve in ungünstigem Sinne beeinflussen. Ferner wären hier die von Finkelstein in seinem Lehrbuch erwähnten Kinder mit abnormer Konstitution zu erwähnen, die unter dyspeptischen Symptomen erkranken, Gewichtsstillstand oder -abnahme zeigen und erst gedeihen, wenn die Nahrungszufuhr in erheblicher Weise wächst, resp. künstliche Nahrung zugefüttert wird. Dieses von Finkelstein therapeutisch ausgenützte Verhalten weist wohl darauf hin, daß zum mindesten ein Teil dieser Fälle zu den schon beschriebenen unzureichend ernährten Kindern zu rechnen ist.

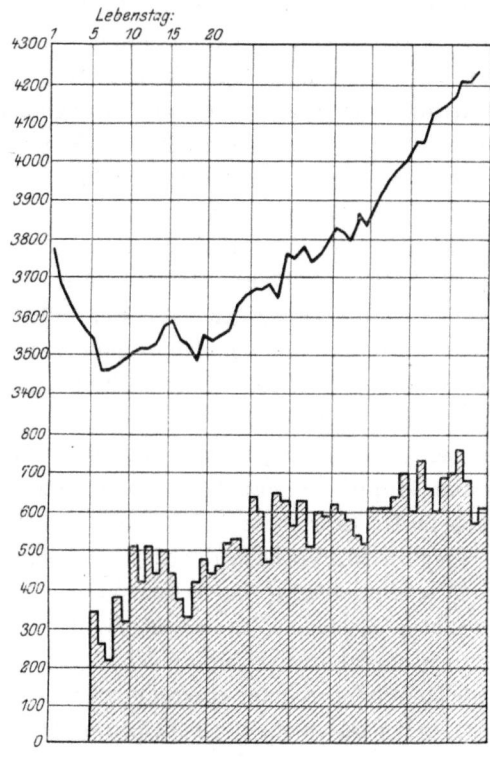

Fig. 5.

Wenn man die eben geschilderten Gruppen von Kindern abzieht, so bleibt immer noch eine weitere, wohl definierte Gruppe von neugeborenen Säuglingen übrig, die bei ausreichender Ernährung mit Frauenmilch und ohne daß irgendein Anhaltspunkt für eine Infektion vorläge, doch wochen-, ja monatelang nicht zunehmen. Dabei entsprechen die Kinder im übrigen allen Anforderungen, die man an gesunde Säuglinge in den ersten Lebenswochen stellt: sie sind ruhig, schlafen viel, liegen in typischer Haltung, Hautfarbe und Turgor sind gut, die Darmtätigkeit ist normal, nur eben sie nehmen an Gewicht nicht zu.

Die Zahl dieser Kinder ist nicht gering. Ich rechne allerdings hierher auch die von Pies, in einer Arbeit aus dem Kaiserin-Augusta-Viktoria-Haus: „Zur Physiologie des Neugeborenen", so gut eschriebenen Kinder, die nach Ansicht dieses Autors eine Abweichung von der gewöhnlichen Form des Ausgleiches der physiologischen Abnahme zeigen, die Pies in folgender Weise beschreibt: „Nach dem initialen Abfall folgt mehrere Tage hindurch Stillstand des Gewichts, dann langsamer unregelmäßiger treppenförmiger Anstieg unter geringen Schwankungen. Oder aber die Gewichtskurve steigt nach dem Abfall erst einige Tage steil an, knickt dann ohne sichtlichen Grund plötzlich ab und verläuft weiterhin, wie eben geschildert, unregelmäßig und schwankend. Abfallender und aufsteigender Teil der Kurve bilden nahezu einen rechten Winkel oder einen nach oben offenen Bogen. Es handelt sich dabei um ausgetragene, kräftige, gesunde Kinder, deren Anamnese keineswegs belastend ist." Wenn Pies derartige Kurven für vollkommen physiologisch hält, so scheint mir diese Annahme doch eine irrtümliche zu sein, und ich glaube, daß Pies sich selbst widerspricht, wenn er dann später sagt, daß in dem langsamen Verlauf einer solchen Kurve die minderwertige Veranlagung des Kindes zum Ausdruck kommt. Minderwertig veranlagte Kinder sind eben nicht physiologisch. Ich glaube vielmehr, daß man berechtigt ist, diese Kinder zu der oben charakterisierten Gruppe von Säuglingen zu zählen, die, ohne ersichtlichen Grund, mangelhafte Gewichtszunahme zeigen.

Fragt man nun nach dem inneren Grunde dieser seltsamen Erscheinung, so findet man den ersten Versuch einer Erklärung in Czernys bekannter Arbeit: „Zur Kenntnis der exsudativen Diathese", in der zum erstenmal in der pädiatrischen Literatur ausführlicher auf die in Rede stehenden Kinder eingegangen wird.

Czerny unterscheidet bekanntlich bei den mit exsudativer Diathese behafteten Kindern, die Erscheinungen dieser Anomalie bereits im frühesten Säuglingsalter zeigen sollen, zwei große Gruppen. Die einen sollen auffallend „zart und schwächlich" geboren werden, die anderen „eine mächtige Adipositas aufweisen, während die Muskulatur, besonders der oberen Körperhälfte sehr wenig entwickelt ist". Die letztern sollen bei Ernährung an der Brust, selbst bei kleinen Nahrungsmengen, stark über den Durchschnitt hinausgehende extreme Körpergewichtszunahmen zeigen, die durch einen starken Fettansatz bei mangelhafter Muskulatur bedingt sind. Bei der ersten Gruppe handelt es sich um die oben von mir beschriebenen Kinder mit mangelnder Gewichtszunahme bei ausreichender Ernährung. Die Zugehörigkeit zur exsudativen Diathese scheint Czerny dadurch erwiesen, daß diese Kinder früher oder später sichtbare Erscheinungen derselben bekommen. Den eigentlichen Grund der Erscheinung sieht er in einer durch die exsudative Diathese bedingten schlechten Ausnützung des Fettes der Nahrung, wofür auch das klinische Verhalten der Kinder bei Zufütterung von fettarmer Nahrung spricht, die sofortigen Gewichtsanstieg zur Folge hat.

Sieht man sich nun die Czernysche Beweisführung näher an, so muß man zunächst feststellen, daß die von ihm als Beispiele gebrachten Krankengeschichten und Kurven nicht eben glücklich gewählt sind. Bei Fall I handelt es sich um ein Kind, dessen Gewichtskurve keinen Zweifel darüber läßt, daß es während der Zeit der mangelnden Zunahme unterernährt war (Gewicht ca. 3600 g, Milchmenge dauernd unter 500 g); im Moment, wo die Nahrungsmenge sich zur genügenden Höhe steigerte, erfolgte auch die Körpergewichtszunahme. Außerdem hatte aber das Kind, wie aus der Temperaturkurve hervorgeht, leichte Temperaturen, die nur auf eine früherfolgte Infektion zurückzuführen sein können, die ihrerseits wiederum schon für sich allein die mangelnde Gewichtszunahme erklären würde, wie wir oben gesehen haben; aber auch bei dem zweiten Falle, bei dem die Verhältnisse allerdings nicht so deutlich daliegen, kann man sich des Eindrucks nicht erwehren, daß das Kind zeitweise unterernährt war — bei einem Gewicht über 3000 g bleibt die Nahrungsmenge meist unter 500 g — und daß hierdurch allein das Ausbleiben der zu erwartenden Gewichtszunahme zu erklären ist. Ferner erscheint aber die Konstruktion eines Zusammenhanges zwischen mangelnder Zunahme und eventuellen späteren Erscheinungen von exsudativer Diathese recht gewagt. Wenn man die Kinder der armen Bevölkerung, die schlecht gepflegt werden, genau verfolgt, so wird es kaum je ein Kind geben, bei dem man nicht gelegentlich einmal ein Intertrigo und dergleichen findet. Deshalb ist man aber noch nicht berechtigt, diese Kinder als mit exsudativer Diathese behaftet anzusehen. Dazu gehört doch wohl das Auftreten einer Mehrheit von Symptomen, andererseits sind mir Kinder bekannt, die in den ersten Lebenswochen keine Gewichtszunahme gezeigt haben, ohne daß man später Erscheinungen von exsudativer Diathese beobachtet hätte. Schließlich wäre es in höchstem Grade auffallend, wenn dieselbe Konstitutionsanomalie zwei so grundverschiedene Erscheinungsarten haben sollte, wie Czerny dies geschildert hat. Ich finde hierfür kein Analogon in der gesamten übrigen Pathologie.

Dagegen erscheint auch mir eine Beziehung des Fettstoffwechsels zu der in Rede stehenden Erscheinung wahrscheinlich. Im übrigen aber scheint es mir richtiger und natürlicher, für diese Gruppe von Kindern eine besondere mit der exsudativen Diathese nicht verwandten Störung anzunehmen.

Eine andere Erklärung findet sich in der Arbeit von O. und W. Heubner: „Zur Lehre von der energetischen Bestimmung des Nahrungsbedarfes des Säuglings" auf Grund der Beobachtung eines Kindes (Gerda Heubner), das offenbar in diese Kategorie von Kindern gehört, denn das Kind, das im übrigen, wie die Verfasser berichten, sich auch nach den strengeren Anforderungen, die von den Pädiatern jetzt an den Begriff gesundes Kind gestellt werden, regelrecht entwickelte, nahm im ersten Monat nicht an Gewicht zu, so daß es bei einem Geburtsgewicht von 3160 g am 30. Lebenstage erst 3215 g wog. Von einer Infektion kann natürlich bei dem Kinde, das ja ausdrücklich als gesund bezeichnet wird, nicht die Rede sein; und über die dem Kinde in der Muttermilch zugeführte Calorienmenge sind wir dadurch orientiert, daß in gewissen Zwischenräumen Fettbestimmungen in nach der Reyherschen Methode gewonnenen Proben der vom Kind getrunkenen Milch gemacht wurden, die unter Zugrundelegung mittlerer Werte für Stickstoff und Zucker zur Berechnung des Caloriengehaltes der Milch dienten. Dabei stellte sich nun heraus, daß der Energiequotient vom 10. Tage ab trotz relativ geringer Frauenmilchmengen die Zahl 100 teilweise sogar beträchtlich überschritt. Über die getrunkenen Nahrungsmengen, über Gewichtskurve und Energiequotienten orientiert die beigegebene, nach den Heubnerschen Angaben gezeichnete Kurve 6.

Aus derselben geht mit aller Deutlichkeit hervor, daß wir es hier tatsächlich mit einem Kinde von dem beschriebenen Typus zu tun haben, das, trotzdem es eine der Heubnerschen Forderung nach einem Energiequotienten von 100 entsprechende Menge Frauenmilch bekommen hatte, keine genügende Gewichtszunahme aufzuweisen hatte. Diesen Widerspruch suchen O. und W. Heubner nun dadurch zu erklären, daß sie annehmen, daß die Milch zu konzentriert gewesen sei und daß dem Kind in dieser Milch zu wenig Wasser zugeführt worden sei. Tatsächlich waren die aufgenommenen Nahrungsmengen, was das Volumen anlangt, wenigstens in den ersten drei Wochen etwas niedriger als gewöhnlich, und wenn trotzdem der Energiequotient über 100 war, so lag dies in dem relativ hohen Fettgehalt der Nahrung begründet. „Das Kind bekam", also nach der Ansicht der Verfasser „eine in bezug auf seinen Nährwert vollkommen ausreichende, aber zu trockene Nahrung, es war deshalb ein Faktor für regelrechten Ansatz im Rückstand, dessen Wichtigkeit ja selbstverständlich, aber auch durch Beobachtung und Experiment

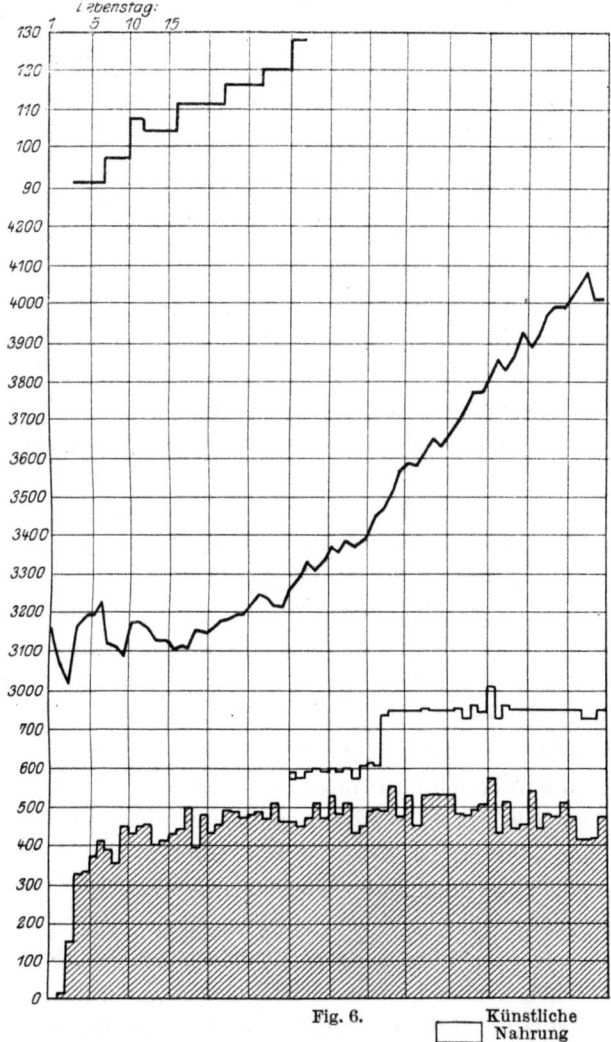

Fig. 6. Künstliche Nahrung

immer klarer dargetan wird: das Wasser". O. und W. Heubner schließen hieran, allerdings unter dem nötigen Vorbehalt, die Empfehlung eines neuen diätetischen Verfahrens in ähnlichen Fällen: „Trifft nämlich die Anschauung zu, daß der Wassermangel in der Nahrung einer regelrechten Gewichtszunahme im Wege gestanden hat, so ließe es sich denken, daß in einem ähnlichen Falle es vielleicht genügen könnte, nur reichlich Wasser zuzuführen, ohne durch Beinahrung den Energiequotienten weiter zu erhöhen. Man hätte also bei quantitativ geringer Milchsekretion zunächst wiederholt (nach Reyhers Methode) den Fettgehalt der Milch zu bestimmen, und ergibt das Resultat einen genügend reichlichen Gehalt an Energie, nichts weiter zu tun als nach jeder Brustmahlzeit eine wünschenswerte, dem Tagesbedarf entsprechende Menge Zucker- oder saccharinisierten Wassers nachtrinken zu lassen".

Dieser Gedanke ist inzwischen von zwei Seiten aufgegriffen worden. Pies berichtet in seiner schon erwähnten Arbeit über Fälle von neugeborenen Kindern mit mangelhafter Gewichtszunahme, bei denen Tee zugefüttert wurde. Die Erfolge scheinen mir, nach den Kurven zu urteilen, keineswegs für den Heubnerschen Vorschlag zu sprechen. In der Mehrzahl der Fälle blieb der Gewichtsanstieg aus, in anderen Fällen handelte es sich um einen Scheinerfolg durch Wasseraufschwemmung der Kinder.

Einen weiteren Fall teilt L. F. Meyer in seiner Arbeit: „Über den Wasserbedarf des Säuglings" mit. Es handelt sich um ein Kind, das von der 13. Lebenswoche an recht geringe Quantitäten an der Brust der Mutter trank und dabei nicht zunahm, während calorisch nach der Fettbestimmung der Nahrungsbedarf des Kindes gedeckt war. Durch Beigabe von Wasser wurde dann tatsächlich eine genügende Gewichtszunahme des Kindes erzielt. Wenn man auch zugeben muß, daß hier die Zugabe von Wasser angebracht war und einen therapeutischen Erfolg darstellt, so glaube ich doch nicht, daß dieser Fall zu dem Heubnerschen in Parallele gestellt werden darf. Denn hier handelt es sich um ein älteres Kind, während das Kind Gerda Heubner nach seinem ganzen Verhalten in die von mir hier näher charakterisierte Gruppe von Neugeborenen gehört.

Im übrigen sprechen aber mehrere Gründe gegen die Berechtigung der Heubnerschen Argumentation. Erstlich kann man sich nicht damit einverstanden erklären, daß bei dem Kinde, was wenigstens die dritte Dekate anlangt, die aufgenommenen Nahrungsvolumina zu gering waren. Wenn O. und W. Heubner schreiben: „Gemessen an den sonstigen bisher bekannten normalen Wassermengen, die die Mutterbrust liefert, stehen die von uns beobachteten Werte der dritten Dekade freilich auch noch erheblich zurück", so widerspricht dies der klinischen

Erfahrung. Tatsächlich gibt es eine große Anzahl von Kindern, bei denen Nahrungsvolumina, wie die von dem Kinde Gerda Heubner in der dritten Dekade getrunkenen, genügen, um einen völlig normalen Ansatz zu erreichen. Es existieren in der Literatur Beobachtungen von Kindern, die in den ersten Lebenswochen ungefähr dieselben Flüssigkeitsmengen aufgenommen haben, wie das Kind Heubner und die doch schon von der Mitte der zweiten Woche an, eine ganz gute Zunahme gezeigt haben. Hierher gehört das von Czerny und Keller beschriebene Kind Machill, dessen Kurve ich zum Vergleich beigebe. (Kurve 7.)

Und wiederum gibt es andere Kinder, die bei durchaus zureichender Flüssigkeitszufuhr eine ähnliche Gewichtskurve haben, wie das Kind Heubner, um dann plötzlich trotz gleichbleibender Nahrungsmenge einen guten Gewichtsanstieg zu zeigen. Als Beipsiel gebe ich die Kurve eines unserer Ammenkinder. (Kurve 8.)

Kurz es bleibt nichts anderes übrig, als bei diesen Kindern eine klinisch wohl charakterisierte Störung anzunehmen.

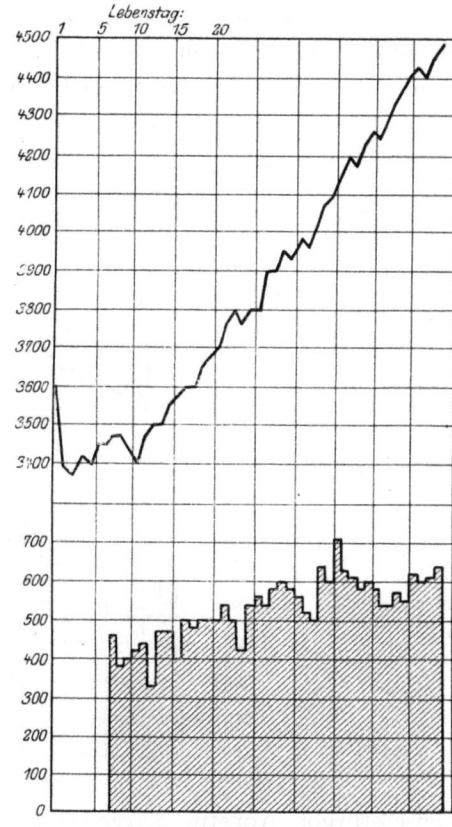

Fig. 7.

Ich bin nun zum Überfluß in der Lage, über einen genau beobachteten Parallelfall zu dem Kinde Gerda Heubner zu berichten, den ich gelegentlich meiner Untersuchungen über die Größe des Energiequotienten bei neugeborenen Kindern beobachten konnte, bei dem die Calorienmengen experimentell bestimmt wurden und bei dem der Versuch gemacht wurde, durch Zufütterung von Tee in der von Heubner erwarteten Weise auf die Gewichtskurve einen Einfluß auszuüben.

Es handelt sich um ein am 2. Lebenstag in die Kinderklinik aufgenommenes, gesund und rechtzeitig von gesunder Mutter geborenes Kind Irene K., das in der Klinik 3 Monate lang mit Frauenmilch ernährt wurde, dabei während der ersten 5 Wochen trotz ausreichender Calorien und Wasserzufuhr unter Zufütterung von mit Saccharin gesüßtem Tee nicht zur Gewichtszunahme zu bringen war, dann aber bei derselben Nahrungsmenge zunahm. Dabei war das Kind im übrigen von einem gesunden Kinde nicht zu unterscheiden, was Aussehen,

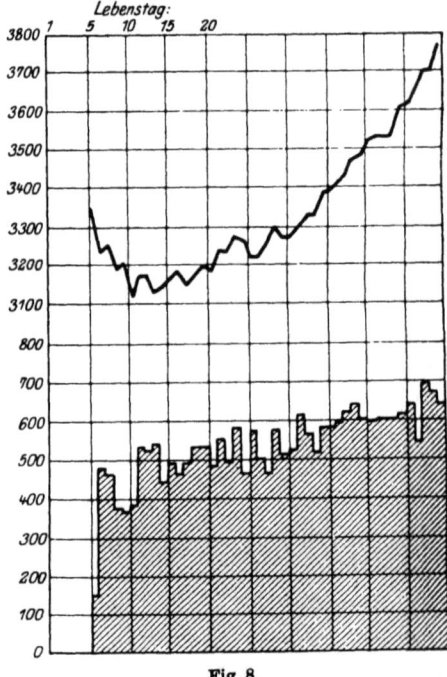

Fig. 8.

Gewebsturgor, Appetit, Magendarmtätigkeit und Schlaf betrifft. Die weitere Beobachtung des Kindes nach Entlassung aus der Klinik, die über ein Jahr fortgesetzt werden konnte, ergab, daß das Kind sich, abgesehen von einer gelegentlichen Dyspepsie, völlig normal entwickelte, mit 1 Jahr laufen lernte und vor allen Dingen keinerlei Erscheinungen von exsudativer Diathese zeigte, was mir besonders mit Rücksicht auf das weiter oben Gesagte von Bedeutung erscheint.

Über Gewichts- und Nahrungsmengen orientieren die hier folgende Tabelle XI sowie die Kurve 9, auf der die betreffenden Daten in der üblichen Weise verzeichnet sind; zum besseren Vergleich sind in der Tabelle die entsprechenden Zahlen für das Kind Heubner beigefügt.

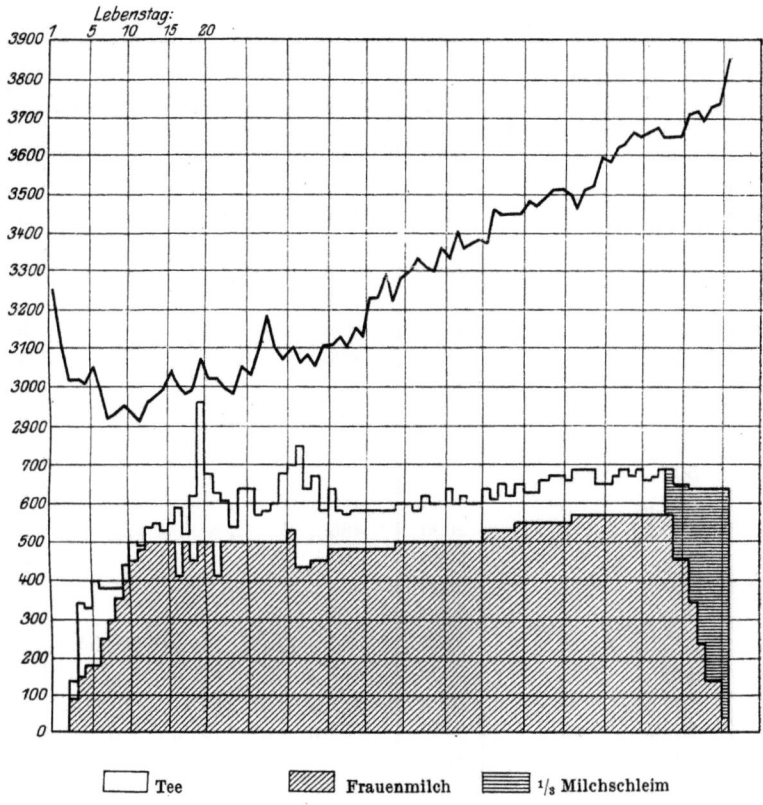

Tee — Frauenmilch — ¹/₃ Milchschleim

Fig. 9.

Irene K.   Tabelle XI.   Gerda Heubner.

Lebens-tag	Nahrungsmenge	Gewicht g	Nahrungsmenge	Gewicht g
1.	—	3250	—	—
2.	—	3100	15 g Frauenmilch	3075
3.	90 g Frauenmilch	3020	155 ,, ,,	3020
4.	150 ,, ,,	3020	330 ,, ,,	3165
5.	180 ,, ,,	3010	335 ,, ,,	3195
6.	180 ,, ,,	3060	370 ,, ,,	3195
7.	250 ,, ,,	2990	410 ,, ,,	3230
8.	300 ,, ,,	2920	390 ,, ,,	3120
9.	350 ,, ,,	2930	345 ,, ,,	3105
10.	400 ,, ,,	2950	450 ,, ,,	3095
11.	450 ,, ,,	2930	425 ,, ,,	3165
12.	480 ,, ,,	2910	445 ,, ,,	3165

Irene K.   Tabelle XI (Fortsetzung).   Gerda Heubner.

Lebenstag	Nahrungsmenge	Gewicht g	Nahrungsmenge	Gewicht g
13.	500 g Frauenmilch	2960	455 g Frauenmilch	3160
14.	500 ,, ,,	2970	395 ,, ,,	3130
15.	500 ,, ,,	2990	410 ,, ,,	3125
16.	500 ,, ,,	3040	425 ,, ,,	3105
17.	410 ,, ,,	3000	440 ,, ,,	3110
18.	500 ,, ,,	2980	500 ,, ,,	3105
19.	450 ,, ,,	2990	390 ,, ,,	3150
20.	500 ,, ,,	3070	480 ,, ,,	3145
21.	500 ,, ,,	3020	435 ,, ,,	3155
22.	410 ,, ,,	3020	455 ,, ,,	3175
23.	500 ,, ,,	3000	495 ,, ,,	3180
24.	500 ,, ,,	2980	490 ,, ,,	3190
25.	500 ,, ,,	3070	470 ,, ,,	3195
26.	500 ,, ,,	3030	480 ,, ,,	3225
27.	500 ,, ,,	3090	485 ,, ,,	3245
28.	500 ,, ,,	3180	470 ,, ,,	3240
29.	500 ,, ,,	3100	505 ,, ,,	3220
30.	500 ,, ,,	3070	460 ,, ,,	3215
31.	530 ,, ,,	3100	460 g Fr.-M. 125 g $^1/_3$-Milch	3270
32.	430 ,, ,,	3060	445 ,, ,, 125 ,, ,,	3295
33.	430 ,, ,,	3080	470 ,, ,, 125 ,, ,,	3335
34.	450 ,, ,,	3050	505 ,, ,, 95 ,, ,,	3310
35.	450 ,, ,,	3110	470 ,, ,, 120 ,, ,,	3340
36.	480 ,, ,,	3110	525 ,, ,, 75 ,, ,,	3375
37.	480 ,, ,,	3130	480 ,, ,, 115 ,, ,,	3355
38.	480 ,, ,,	3100	505 ,, ,, 95 ,, ,,	3385
39.	480 ,, ,,	3150	425 ,, ,, 140 ,, ,,	3370
40.	480 ,, ,,	3130	450 ,, ,, 160 ,, ,,	3385
41.	480 ,, ,,	3230	490 ,, ,, 125 ,, ,,	3420
42.	480 ,, ,,	3230	495 ,, ,, 115 ,, ,,	3455
43.	480 ,, ,,	3300	495 ,, ,, 245 g $^1/_2$-Milch	3470
44.	480 g Frauenmilch	3220	555 g Fr.-M. 195 g $^1/_2$-Milch	3505
45.	500 ,, ,,	3280	475 ,, ,, 275 ,, ,,	3565
46.	500 ,, ,,	3300	425 ,, ,, 225 ,, ,,	3585
47.	500 ,, ,,	3330	445 ,, ,, 305 ,, ,,	3580
48.	500 ,, ,,	3310	530 ,, ,, 225 ,, ,,	3610
49.	500 ,, ,,	3300	535 ,, ,, 215 ,, ,,	3645
50.	500 ,, ,,	3360	530 ,, ,, 220 ,, ,,	3625
51.	500 ,, ,,	3330	530 ,, ,, 220 ,, ,,	3675
52.	500 ,, ,,	3400	480 ,, ,, 275 ,, ,,	3695
53.	500 ,, ,,	3360	475 ,, ,, 265 ,, ,,	3730
54.	500 ,, ,,	3370	495 ,, ,, 265 ,, ,,	3770
55.	500 ,, ,,	3380	405 ,, ,, 240 ,, ,,	3770

Irene K.   Tabelle XI (Fortsetzung).   Gerda Heubner.

Lebens-tag	Nahrungsmenge	Gewicht g	Nahrungsmenge			Gewicht g
56.	530 g Frauenmilch	3370	570 g Fr.-M.	245 g $^1/_2$-Milch		3825
57.	530 ,, ,,	3460	430 ,, ,,	295 ,,	,,	3860
58.	530 ,, ,,	3450	515 ,, ,,	245 ,,	,,	3835
59.	530 ,, ,,	3450	440 ,, ,,	315 ,,	,,	3865
60.	550 ,, ,,	3450	450 ,, ,,	300 ,,	,,	3935
61.	550 ,, ,,	3480	540 ,, ,,	215 ,,	,,	3895
62.	550 ,, ,,	3470	440 ,, ,,	315 ,,	,,	3920
63.	550 ,, ,,	3490	480 ,, ,,	275 ,,	,,	3965
64.	550 ,, ,,	3510	465 ,, ,,	285 ,,	,,	3995
65.	550 ,, ,,	3510	505 ,, ,,	245 ,,	,,	3995
66.	550 ,, ,,	3500	470 ,, ,,	280 ,,	,,	4025
67.	570 ,, ,,	3460	405 ,, ,,	345 ,,	,,	—
68.	570 ,, ,,	3510	—	—		4080
69.	570 ,, ,,	3520	415 ,, ,,	310 ,,	,,	4110
70.	570 ,, ,,	3590	475 ,, ,,	275 ,,	,,	4110

Die Ernährung des Kindes erfolgte mit abgedrückter Ammenmilch aus der Flasche. Der Einwand, daß dies nicht physiologisch und darauf die mangelhafte Zunahme zurückzuführen sei, erscheint unbegründet, da er der auf jeder Säuglingsstation zu machenden Erfahrung, daß es gelingt, Neugeborene mit abgedrückter Frauenmilch zum normalen Gedeihen zu bringen, widerspricht. Außerdem wurde dem Kind Tee in den auf der Kurve bezeichneten Quantitäten gegeben. Die Analysen der Frauenmilch wurden in der schon früher angegebenen Methodik vorgenommen, dasselbe gilt von der Berechnung des Caloriengehaltes. Ich gebe nunmehr in der folgenden Tabelle XII eine Übersicht der Analysenresultate und des mit Hilfe derselben berechneten jeweiligen Caloriengehaltes der Nahrung.

Tabelle XII.

Beobachtungs-tag	Fett %	Milchzucker %	Eiweiß %	Caloriengehalt von 1 l Milch (C
1.	3,8	8,0	1,3	718
2.	3,8	7,8	1,2	706
3.	4,0	7,8	1,2	725
4.	3,8	—	—	720
5.—6.	3,4	7,8	1,2	669
7.—8.	3,9	8,0	1,2	724
9.—10.	3,8	7,7	1,2	702
11.—12.	3,8	7,6	1,2	698

Tabelle XII (Fortsetzung).

Beobachtungs-tag	Fett %	Milchzucker %	Eiweiß %	Caloriengehalt von 1 l Milch (C.
13.—14.	3,5	7,8	1,3	679
15.—16.	3,8	7,4	1,2	690
17.—18.	3,8	7,6	1,2	689
19.—20.	4,2	7,6	1,2	736
21.—22.	4,0	7,6	1,1	717
23.—24.	3,3	7,5	1,1	648
25.—26.	4,0	7,4	1,1	709
27.—28.	4,4	7,7	1,1	758
29.—30.	3,7	7,6	1,3	693
31.—32.	3,8	7,8	1,2	706
33.—34.	4,3	7,2	1,2	729
35.—36.	4,95	7,6	1,3	805
37.—38.	4,4	7,8	1,3	766
39.—40.	4,6	7,6	1,3	777
41.—42.	3,7	7,6	1,2	689
43.—44.	3,1	7,6	1,3	637
45.—46.	2,4	8,0	1,3	588
47.—48.	4,2	7,6	1,2	736
49.—50.	4,0	7,5	1,3	717
51.—52.	4,6	7,6	1,2	773
53.—54.	4,6	7,6	1,2	773
55.—56.	3,4	7,5	1,1	653
57.—58.	4,5	7,9	1,3	780
59.—60.	4,2	7,6	1,2	736
61.—62.	4,0	7,8	1,1	721
63.—64.	3,6	7,9	1,1	688
65.—66.	4,3	8,0	1,2	661
67.—68.	4,85	8,0	1,2	812

Aus den hier mitgeteilten Zahlen wurde die von dem Kinde in der Versuchszeit täglich aufgenommene Calorienmenge und die Größe des zugehörigen Energiequotienten berechnet. Diese Zahlen sind aus der folgenden Tabelle XIII ersichtlich. Auch hier wurde der für das Kind Heubner festgestellte Energiequotient beigefügt.

Tabelle XIII.

Irene K.			Gerda Heubner.	Irene K.			Gerda Heubner.
Lebens-tag	Calorien-menge	Energie-quotient	Mittlerer Energie-quotient	Lebens-tag	Calorien-menge	Energie-quotient	Mittlerer Energie-quotient
1.	—	—	—	36.	350	112	
2.	—	—	—	37.	386	123	
3.	64	21	—	38.	386	124	
4.	106	35	⎫	39.	368	116	
5.	117	38	⎬ 91	40.	368	117	
6.	116	37	⎥	41.	373	115	
7.	167	56	⎭	42.	373	115	
8.	201	68	⎫	43.	333	101	
9.	253	86	⎬ 97	44.	333	103	
10.	290	98	⎭	45.	319	97	
11.	316	107	⎫	46.	319	96	
12.	337	115	⎬ 107	47.	294	88	
13.	349	118	⎭	48.	294	88	
14.	349	118	⎫	49.	368	111	
15.	340	113	⎥	50.	368	109	
16.	340	111	⎬ 104	51.	359	107	
17.	283	94	⎭	52.	359	105	
18.	345	116	⎫	53.	387	115	
19.	310	103	⎥	54.	387	115	
20.	345	112	⎬ 111	55.	387	115	
21.	368	122	⎥	56.	410	121	
22.	294	97	⎭	57.	346	100	
23.	359	119	⎫	58.	346	100	
24.	359	120	⎥	59.	413	119	
25.	324	106	⎬ 116	60.	429	124	
26.	324	107	⎥	61.	405	116	
27.	355	114	⎭	62.	405	117	
28.	355	111	⎫	63.	397	113	
29.	399	129	⎥	64.	397	113	
30.	399	130	⎬ 120	65.	378	108	
31.	367	118	⎥	66.	378	108	
32.	298	97	⎭	67.	434	125	
33.	304	98	⎫	68.	434	123	
34.	318	104	⎬ 128	69.	463	131	
35.	328	105	⎭	70.	463	129	

Betrachten wir nun die gewonnenen Ergebnisse, so zeigt sich aufs deutlichste die nahe Verwandschaft des von mir beobachteten Kindes mit dem Kinde Gerda Heubner. Beide Kinder zeigen in allen Punkten ein für Neugeborene normales Verhalten bis auf die Gewichtszunahme, die bei beiden, das eine Mal 4 Wochen, das andere Mal noch etwas länger, ausbleibt, trotzdem die chemische Analyse der getrunkenen Nahrungsmengen zeigt, daß den Kindern kalorisch durchaus zureichende Mengen von im Körper verbrennbaren Nahrungssubstanzen zugeführt wurden. Auch die von O. und W. Heubner vorgeschlagene Zufütterung von Wasser zur eventuellen Ergänzung eines zu geringen Nahrungsvolumens versagte in meinem Fall, so daß ein weiterer Beweis gegen die Heubnersche Annahme vorliegt, daß die zu geringe Menge des diesen Kindern in der Nahrung zugeführten Wassers bei der in Rede stehenden Anomalie eine Rolle spiele.

Es bleibt vielmehr meiner Ansicht nach nichts anderes übrig, als bei derartigen Kindern eine besondere Störung des inneren Stoffwechsels anzunehmen. Ich habe schon oben gesagt, daß ich darin Czerny beipflichte, wenn er annimmt, daß diese Störung im Gebiete des Fettstoffwechsels liegt. Dafür läßt sich ja klinisch ein Beweis erbringen in dem Verhalten der Kinder bei teilweisem Ersatz der fettreichen Frauenmilch durch fettarme künstliche Nahrung. Hierfür kann als Paradigma das Kind Heubner gelten, das mit dem Beginn der Zufütterung von künstlicher Nahrung auch die entscheidende Wendung in seiner Gewichtskurve zeigt. Allerdings könnte man hier sagen, daß der einzelne Fall nicht beweisend sei, weil bekanntlich auch bei konsequenter Brustmilchernährung die Kurve nach mehr oder weniger langer Zeit in die Höhe geht, und weil dieser Zeitpunkt gerade mit dem Moment der Zufütterung zusammengefallen sein kann. Tatsächlich läßt sich aber bei derartigen Kindern der Gewichtsansatz fast mit der Sicherheit eines Experimentes in der angegebenen Weise erzwingen, so daß man den klinischen Beweis für die Rolle des Fettes als Ursache dieser Anomalie als erbracht ansehen kann.

Über den inneren Mechanismus der Störung ist allerdings damit noch nichts gesagt, und es wird weiterer Forschung bedürfen, um sie aufzuklären. Einen gewissen Fingerzeig scheint mir aber der schon erwähnte Umstand zu geben, daß nämlich bei Festhalten an der Frauenmilchernährung früher oder später der Punkt kommt, wo die Kinder bei denselben Milchquantitäten und demselben Energiequotienten, bei dem sie vorher nicht zunahmen, auch in bezug auf das Körpergewicht ein normales Verhalten zu zeigen beginnen. Das kann doch wohl kaum anders erklärt werden, als damit, daß jetzt der vorher gestörte Fettstoffwechsel in seine normalen Bahnen gekommen ist. Das legt den Gedanken nahe, daß wir es hier mit Kindern zu tun haben, die nach der

Geburt in bezug auf den Fettstoffwechsel einen noch nicht richtig funktionierenden Mechanismus haben, der sich dann erst nach Wochen ausbildet, ähnlich wie dies Arbeiten aus unserer Klinik auch für andere Funktionen des jungen Kindes gezeigt haben. Ich erinnere an die aus Salges Untersuchungen hervorgehende mangelhafte Regulation des osmotischen Druckes des Blutes, sowie an die von Schelble und später von Mendelssohn beobachteten besonderen Verhältnisse der Wärmeregulation. Ferner gehört hierher die zuerst von Allaria und von Davidsohn beschriebene, mangelhafte Funktion der Salzsäure produzierenden Drüsen des Magens, die sich nach Untersuchungen Salges erst nach Monaten einstellt. In ähnlicher Weise kann man sich wohl vorstellen, daß bei gewissen Kindern die Fähigkeit, die nach der Geburt dem Organismus zugeführten großen Mengen von Fett in der normalen Weise zu verarbeiten, nicht besteht und erst nach einer gewissen Zeit, die im Einzelfall mehr oder weniger lang ist, gewonnen wird. Welche Wege allerdings bis dahin das Fett nimmt, ist bisher nicht bekannt. Hierüber kann man auch aus den darauf gerichteten Versuchen von Steinitz und Weigert keinen Schluß ziehen, da die Zahl der Fälle zu klein ist und da das Einspannen so junger Säuglinge zum Stoffwechselversuch, das mir schon bei älteren Kindern nicht unbedenklich erscheint, sicherlich nicht ohne Einfluß auf die Gewichtskurve bleibt.

Zum Schluß möchte ich nicht unterlassen, darauf hinzuweisen, daß meiner Ansicht nach die hier mitgeteilte Beobachtung im Verein mit der von O. und W. Heubner an dem Kinde Gerda Heubner gemachten Beobachtung keinen Zweifel mehr darüber läßt, daß die von Heubner vertretene Lehre vom Energiequotienten mit Bezug auf die in Rede stehenden Kinder tatsächlich eine Ausnahme zeigt, so lange man diese Kinder, wie Heubner es für das Kind Gerda Heubner getan hat, als „gesund" bezeichnet. Ich glaube aber, daß man derartige Kinder nicht als physiologisch bezeichnen darf, da mir die reguläre Gewichtszunahme einen recht integrierenden Bestand des Begriffes „gesundes Kind" darzustellen scheint. Sobald wir aber diese Kinder als nicht physiologisch ansehen, brauchen wir uns nicht darüber zu wundern, wenn die Gesetze der Heubnerschen Energielehre nicht für sie stimmen. Denn diese gelten nur für gesunde Kinder.

Literaturverzeichnis.

Allaria, Untersuchungen über Wasserstoffionenkonzentration im Säuglingsmagen. Jahrb. f. Kinderheilk. **67**.

Beck, Zur Energiebilanz des Säuglings. Monatsschr. f. Kinderheilk. **3**.

Beuthner, Beobachtungen über die Nahrungsmengen von Brustkindern unter Berücksichtigung des Energiequotienten (Heubner). Jahrb. f. Kinderheilk. 56.
Birk, Beitrag zur Physiologie des neugeborenen Kindes. Monatsschr. f. Kinderheilk. 9.
Budin, Le nourisson. Paris 1900.
Calvary, Über den Energiebedarf künstlich genährter junger Säuglinge. Zeitschr. f. Kinderheilk. 1.
Czerny, Zur Kenntnis der exsudativen Diathese. Monatsschr. f. Kinderheilk. 4.
— -Keller, Des Kindes Ernährung usw. Leipzig und Wien 1906.
Davidsohn, Beitrag zum Chemismus des Säuglingsmagens. Zeitschr. f. Kinderheilk. 2.
Engel, St., Handbuch der Milchkunde von Sommerfeld.
— und Samelson, Der Energiequotient des natürlich und des künstlich genährten Säuglings. Zeitschr. f. Kinderheilk. 8.
Feer, Weitere Beobachtungen über die Nahrungsmengen von Brustkindern. Jahrb. f. Kinderheilk. 64.
— Nahrungsmengen eines gesunden Brustkindes und Energieverbrauch des gleichen Säuglings nach der Entwöhnung. Jahrb. f. Kinderheilk. 64.
Finkelstein, Lehrbuch der Säuglingskrankheiten. Berlin 1912.
Gregor, Der Fettgehalt der Frauenmilch usw. Leipzig 1901, Volkmanns Sammlung klinischer Vorträge.
Heubner, O., Die Energiebilanz des Säuglings. Zeitschr. f. physikal. u. diabetische Therapie 5.
— und W., Zur Lehre von der energetischen Bestimmung des Nahrungsbedarfes beim Säugling. Jahrb. f. Kinderheilk. 72.
Langstein u. Meyer, Säuglingsernährung u. Säuglingsstoffwechsel. Wiesbaden 1910.
— Rott und Edelstein, Der Nährwert des Colostrums. Zeitschr. f. Kinderheilk. 7.
Mendelssohn, Beobachtungen über Hauttemperaturen des Säuglings. Zeitschr. f. Kinderheilk. 3.
— Über das Wärmeregulaticnsvermögen des Säuglings. Zeitschr. f. Kinderheilk. 5.
Meyer, L. F., Über den Wasserbedarf des Säuglings. Zeitschr. f. Kinderheilk. 5.
Pies, Zur Physiologie des Neugeborenen. Monatsschr. f. Kinderheilk. 9.
Reyher, Beitrag zur Frage nach dem Nahrungsbedürfnis des natürlich ernährten Säuglings. Jahrb. f. Kinderheilk. 61.
— Über den Fettgehalt der Frauenmilch. Jahrb. f. Kinderheilk. 61.
Salge, Kinderheilk. 3. Aufl. Berlin 1912.
— Diskussionsbemerkung. Verhandl. d. 23. Versammlung der Gesellschaft f. Kinderheilk. S. 24.
— Einige calorimetrische Untersuchungen der Resorption des Säuglings. Verhandlung d. 23. Versammlung d. Gesellschaft f. Kinderheilk. S. 71.
— Salzsäure im Säuglingsmagen. Zeitschr. f. Kinderheilk. 4.
— Die physikalischen Eigenschaften des Blutes beim gesunden und kranken Säugling I. Zeitschr. f. Kinderheilk. 1.
— Die physikalischen Eigenschaften des Blutes des Säuglings II. Zeitschr. f. Kinderheilk. 2.
Samelson, Beitrag zur Physiologie der Ernährung frühgeborener Kinder. Zeitschr. f. Kinderheilk. 2.

Schelble, Über Stamm- und Hauttemperaturen bei Säuglingen. Zeitschr. f. Kinderheilk. 2.
Schlossmann, Beitrag zur Physiologie der Ernährung des Säuglings. Verhandlung der Gesellschaft f. Kinderheilk. 1909, S. 67.
— Zur Frage der natürlichen Säuglingsernährung. Archiv f. Kinderheilk. 17.
Siegert, Der Nahrungsbedarf des Brustkindes im 1. Vierteljahr. Verhandlungen der 23. Versammlung der Gesellschaft f. Kinderheilk. S. 24.
Steinitz-Weigert, Stoffwechselversuche an Säuglingen mit exsudativer Diathese. Monatsschr. f. Kinderheilk. 9.
Weigert, Über die Bedeutung des Milchzuckerzusatzes zur Säuglingsnahrung. Berl. klin. Wochenschr. 1909.
— Welchen Wert hat Milchzucker für die Ernährung des Säuglings. Monatsschr. f. Kinderheilk. 9.
Würtz, Ein Beitrag zur Ernährungsphysiologie des Säuglings. Jahrb. f. Kinderheilkunde 58.

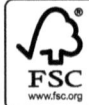

If you have any concerns about our products,
you can contact us on
ProductSafety@springernature.com

In case Publisher is established outside the EU,
the EU authorized representative is:
**Springer Nature Customer Service Center GmbH
Europaplatz 3, 69115 Heidelberg, Germany**

Printed by Libri Plureos GmbH
in Hamburg, Germany